社区卫生服务技术规范丛书

社区高血压病例管理

（试　用）

主　　编　陈博文

编写人员　（按姓氏笔画排序）

王　仲　王利红　刘　颖　刘利群

吕岩玉　佟佳宾　李子贵　杜雪平

肖　峰　陈金喜　武阳丰

北京大学医学出版社

图书在版编目（CIP）数据

社区高血压病例管理（试用）/陈博文主编．—北京：北京大学医学出版社，2008.3

（社区卫生服务技术规范丛书）

ISBN 978-7-81116-150-2

Ⅰ．社… Ⅱ．陈… Ⅲ．高血压—病案—管理 Ⅳ．R544.1

中国版本图书馆 CIP 数据核字（2008）第 002972 号

社区高血压病例管理（试用）

主　　编：陈博文

出版发行：北京大学医学出版社（电话：010-82802230）

地　　址：（100083）北京市海淀区学院路 38 号 北京大学医学部院内

网　　址：http：//www.pumpress.com.cn

E - mail：booksale@bjmu.edu.cn

印　　刷：北京瑞达方舟印务有限公司

经　　销：新华书店

责任编辑：高　瑾　　**责任校对**：金彤文　　**责任印制**：郭桂兰

开　　本：850mm×1168mm　1/32　**印张**：3.5　**插页**：1　**字数**：56 千字

版　　次：2008 年 3 月第 1 版　2008 年 3 月第 1 次印刷

书　　号：ISBN 978-7-81116-150-2

定　　价：9.80 元

序

党中央、国务院高度重视城市社区卫生工作，并将发展社区卫生服务作为深化城市医疗卫生体制改革和有效解决群众看病难、看病贵等问题的重要举措，作为构建新型城市卫生服务体系的基础。2006 年 2 月，《国务院关于发展城市社区卫生服务的指导意见》（国发〔2006〕10 号）（以下简称《指导意见》）提出，到 2010 年，全国地级以上城市和有条件的县级市要建立比较完善的社区卫生服务体系，社区卫生服务机构设置合理，服务功能健全，人员素质较高，运行机制科学，监督管理规范，居民可以在社区享受到疾病预防等公共卫生服务和一般常见病、多发病的基本医疗服务。《指导意见》还明确要求健全社区卫生服务技术操作规程和工作制度。

近年来，在各级政府和各有关部门的共同努力下，城市社区卫生工作取得了积极的进展。目前，全国已建成社区卫生服务中心 5000 多个、社区卫生服务站近 18000 个，从事社区卫生工作的卫生技术人员达 26 万人。社区卫生服务功能不断完善，服务水平不断提高，并因其便捷、经济的特点受到群众的普遍欢迎。研究制订符合我国国情的社区卫生服务技术规范，对于规范社区卫生服务机构及其医务人员的专业技术行为，提高服务能力，保证服务质量，为居民提供安全、有效、便捷、经济的公共卫生和基本医疗服务具有重要意义。

为贯彻落实《指导意见》，我司委托中国社区卫生协会组织相关领域专家，以科学、有效、可行为原则，开展社区卫生服务技术规范的研究制订工作。现在已经完成了第一批技术规范的研制工作，并在东、中、西部遴选了十个城市进行试用，期待在实践应用中加以修改和完善。

现将第一批社区卫生服务技术规范丛书（试用）出版发行，供各地在工作中使用。随着社区卫生服务的发展，其他相关技术规范也将陆续推出。希望各地加强社区卫生服务技术规范（试用）的推广应用，加强内涵建设，促进社区卫生服务事业的健康、可持续发展。

卫生部妇幼保健与社区卫生司

2008 年 1 月 4 日

前　言

社区卫生服务是城市卫生工作的重要组成部分，是实现人人享有基本医疗卫生服务的基础环节。我国的社区卫生服务经过了十年的发展，随着相关政策的逐步落实，社区卫生服务网络逐步健全。截至2007年4月，全国已设置2万多家社区卫生服务机构，在落实公共卫生任务和开展常见病、多发病的防治方面发挥着越来越重要的作用。

受卫生部妇幼保健与社区卫生司委托，中国社区卫生协会组织有关方面专家，在总结国内外成功经验和研究成果的基础上，按照连续性、综合性、可及性、主动性等全科医学理念，开展了社区卫生服务技术规范的研究制订工作，希望通过3～5年的努力，健全社区卫生服务技术体系。目前已经开展了一系列社区卫生服务技术规范的研制工作，包括《社区卫生诊断技术手册》、《社区居民健康档案》、《社区0～36个月儿童健康管理》、《社区孕产妇健康管理》、《社区中老年人健康管理》、《社区高血压病例管理》、《社区2型糖尿病病例管理》、《社区结核病病例管理》等。每项技术规范均经过相关专家、卫生行政部门人员、社区卫生服务机构管理人员和全科医生、社区护士等多次论证，并在一些地方进行了试用，在此基础上作了进一步的修改和完善。

社区卫生服务技术规范（试用）具有以下特点：

1. 强调在医疗卫生服务过程中，全科医生和专科医生的任务各有侧重，职责不同。全科医生负责在社区进行疾病筛查、重点人群和患者的健康管理；专科医生负责疾病诊断、治疗方案制订以及疑难杂症和危急重症的诊治。全科医生和专科医生之间形成双向转诊的合作关系。

2. 对社区居民，强调预防为主，防止疾病危险因素的发生。对已有危险因素的居民，通过进行健康教育和行为干预，督促其改变不良生活行为。做好疾病筛查工作，及时转诊确诊，做到疾病的早发现、早诊断、早治疗。

3. 对社区现患病人，强调防治结合，提高疾病管理效力，降低管理成本。通过对患者在社区的一对一连续综合的个案管理，建立有效的随访制度，密切医患关系，提高治疗依从性，进而增强健康干预效果，提高疾病控制率，切实改善患者健康状况，同时也有利于控制医疗费用。

4. 强调科学性、有效性和可行性并重。

希望社区卫生服务技术规范的推广使用，有助于加快提高社区卫生服务人员的基本技术能力和服务能力，规范卫生技术人员的服务行为，提高社区卫生服务质量，切实让居民享受到安全、有效、便捷、经济的公共卫生服务和基本医疗服务。

本次研究制订社区卫生服务技术规范，为我国社区卫生发展中的首次尝试。受水平所限，书中难免有不足甚至错误之处，恳请各位同仁提出宝贵意见，以便我们再版时改正，并在研制其他技术规范时借鉴。

《社区卫生服务技术规范丛书（试用）》编委会

2008 年 1 月 4 日

社区卫生服务技术规范丛书（试用）编委会

李新华	卫生部妇幼保健与社区卫生司
杜雪平	北京月坛社区卫生服务中心
杨　哲	科技部社会发展司
杨文秀	天津市医学科技信息研究所
邵瑞太	世界卫生组织慢性非传染性疾病预防与控制部
陈旭利	卫生部科技教育司
陈博文	首都儿科研究所
周　巍	卫生部妇幼保健与社区卫生司
武阳丰	北京大学医学部
金生国	卫生部妇幼保健与社区卫生司
秦　耕	卫生部妇幼保健与社区卫生司
曹　彬	卫生部妇幼保健与社区卫生司
梁晓峰	中国疾病预防控制中心
曾学军	北京协和医院
董燕敏	天津市社区卫生协会
端木宏谨	中国防痨协会
滕红红	首都儿科研究所

目　录

社区高血压病例管理初诊流程图

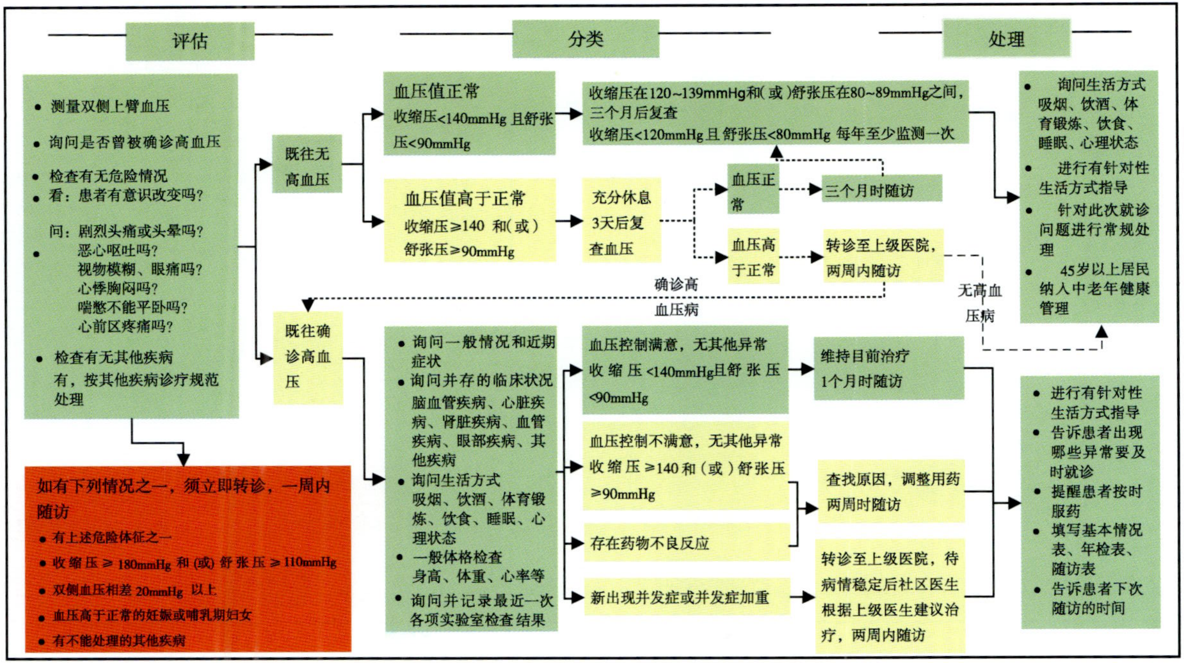

社区高血压病例管理随访流程图

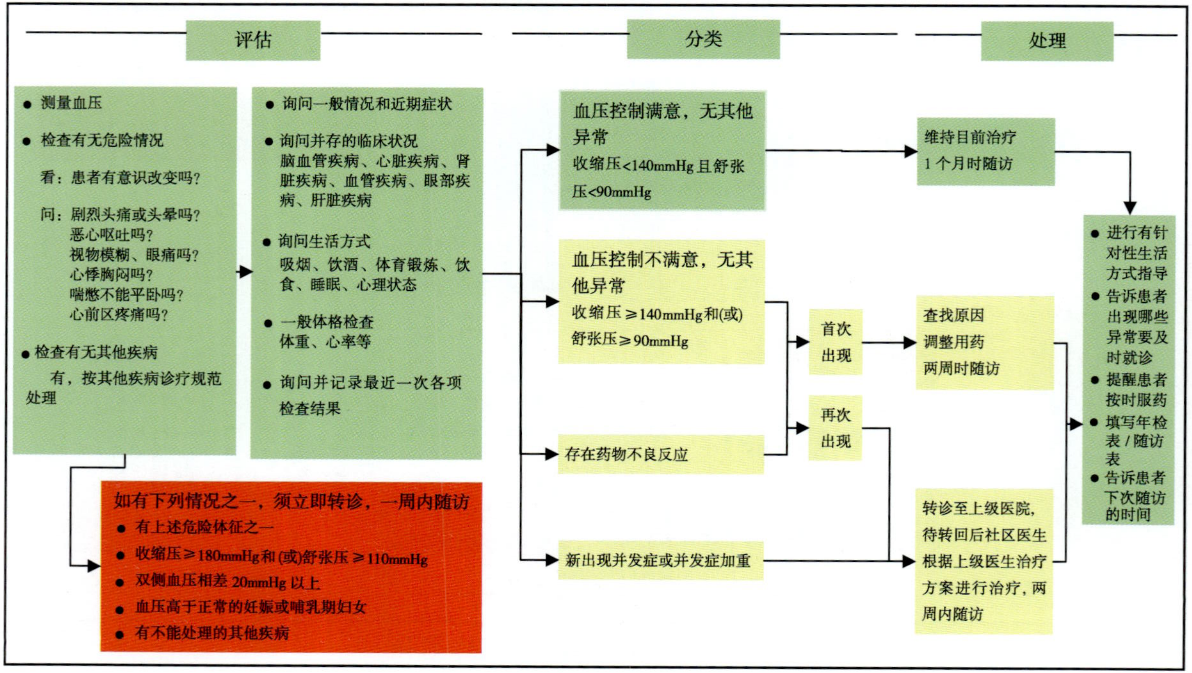

第一部分

社区高血压病例管理方法

高血压是最常见的心血管病，是全球范围内的重大公共卫生问题。1991 年普查显示，我国高血压患病率已达 11.26%，即 90 年代初，我国已有高血压患者 9500 万，较 1979～1980 年增高了 25%，而且这种升高的势头仍在持续。需要注意的是治疗高血压的目的不仅在于降低血压本身，还在于全面降低心血管病的发病率和死亡率。

在本手册中，我们根据社区卫生服务机构的特点制定了社区医生在对居民进行高血压筛查和高血压患者管理时的工作流程，并将此过程分为评估、分类和处理三个步骤。其中评估是指判断患者疾病危险程度、询问病史和进行一般体格检查的过程；分类是根据评估结果确定患者的病情控制程度以便给予不同的处理；处理即对患者进行治疗，包括开出处方、根据患者的生活方式进行有针对性健康教育、告知患者下次来诊的时间等内容。

社区医生应根据流程图及以下说明为社区内的居民/患者提供服务。

第一章　社区高血压病例管理初诊流程图说明

社区高血压病例管理初诊流程图适用的对象是第一次前来社区卫生服务机构接受服务的居民。目的是对居民筛查，及时发现原发性高血压患者以及将已确诊的原发性高血压患者纳入病例管理。

说明：在高血压社区病例管理初诊流程图中以不同的颜色表示患者的处理方式。绿色为所有适用对象均应完成的内容；黄色表示患者应在社区卫生服务机构中接受处理，但需社区医生给予额外关注；红色表示患者病情较危急，须引起高度注意，应立即转诊。

第一节　评　估

无论是否患有高血压病，对第一次前来社区卫生服务机构接受服务的居民应进行较全面检查，若存在危险体征应迅速转诊。

评估的主要步骤包括测量血压，评估是否存在需要转诊的危急症状。如不需转诊，则对居民进行分类。

一、测量血压（*测量血压的方法见第二部分第五章血压的测量*）

→ 接受测量的人群为所有一年内未测量过血压的35岁以上居民。若有条件，可为所有前来就诊居民测量血压。

→ 初诊测量血压应测量双侧上臂血压。

根据血压值判断

1. 若收缩压≥210mmHg和（或）舒张压≥120mmHg，根据高血压紧急情况处理原则（处理原则见第二部分 第四章：双向转诊原则）处理后，在保证安全情况下，立即转诊至有急诊条件的医院。

2. 若收缩压≥180mmHg和（或）舒张压≥110mmHg，同时监测其他重要生命体征（脉搏、心率、体温），根据高血压紧急情况处理原则处理，观察2个小时，若病情不能得到控制，随时转诊至有急诊条件的医院。

3. 若双侧上臂血压相差20mmHg以上，怀疑有周围神经疾病，转诊至专科医院。

4. 若收缩压＜180mmHg 并且舒张压＜110mmHg，继续以下步骤。

二、检查有无危险情况

1. 有意识改变吗？

→ 当患者出现意识模糊、谵妄、昏迷等情况时，须在紧急处理后立即转诊。

2. 当时是否有如下危险情况？

→ 剧烈头痛或头晕吗？——怀疑出现脑血管意外

→ 恶心呕吐吗？——怀疑出现脑血管意外

→ 视物模糊、眼痛吗？——怀疑出现视网膜病变或脑血管意外

→ 心悸胸闷吗？——怀疑出现心血管意外

→ 喘憋不能平卧吗？——怀疑出现心功能不全

→ 心前区疼痛吗？——怀疑出现心血管意外

3. 患者是否处于妊娠期或哺乳期？

出现上述危险情况之一或存在不能处理的其他疾病，须在紧急处理后立即转诊。对紧急转诊的患者，医生应在 1 周内与患者或其家属联系，了解其转诊过程。

经危险情况评估后，若居民不需要立即转诊，继续如下评估步骤：

三、无危及生命情况

询问是否曾在其他医院确诊过原发性高血压，将居民分为两类。

1. 既往无原发性高血压

→ 根据血压值对居民进行分类

2. 既往确诊过原发性高血压

→ 根据血压值和以下评估结果对居民进行分类

对既往确诊过原发性高血压的居民进行如下评估

① 询问居民基本信息：健康档案编号、姓名、就诊日期等。

② 询问居民近期是否有如下症状和体征

→头痛头晕、恶心呕吐、眼花耳鸣、呼吸困难、心悸胸闷、鼻衄出血不止、四肢发麻、下肢水肿。

③ 询问和判断患者是否合并下列的临床状况

脑血管疾病	心脏疾病	肾脏疾病	血管疾病	眼部疾病	其他疾病
缺血性卒中	心肌梗死	糖尿病肾病	夹层动脉瘤	视网膜出血或渗出	糖尿病
脑出血	心绞痛	肾功能衰竭	症状性动脉疾病	视乳头水肿	高脂血症
蛛网膜下腔出血	冠状动脉血运重建	急、慢性肾炎		白内障	
短暂性脑缺血发作（TIA）	充血性心力衰竭				

④ 生活方式

→ 吸烟、饮酒、体育锻炼、饮食、心理状态。

⑤ 进行一般体格检查：身高、体重、心率、脉搏、腰围。计算体质指数（BMI）。

→ 体质指数：对超重或肥胖患者要与患者共同制定减重目标，下次随访时评估进展。

说明：BMI 测量方法：直立、免冠、脱鞋并仅穿内衣情况下测体重及身高。

$$BMI = 体重（kg）/［身高（m）］^2$$

正常体重：$18.5 < BMI < 23.9kg/m^2$*；超重或肥胖：*$BMI > 24kg/m^2$。

→ 腰围：男性＞85cm（2 尺 6 寸）、女性＞80cm（2 尺 4 寸）提示向心性肥胖。对向心性肥胖患者要与患者共同制定减重目标，下次随访时评估进展。

说明：腰围的测量方法

腰围（W）：测定时需两足分开（距离 25～30cm）并直立。测量部位在骨性胸廓最下缘与髂嵴最上缘的中点水平面。

⑥ 进行如下辅助检查或记录最近一次（3 个月之内）在其他医院的检查结果

→ 视力、眼底、血糖、血常规、尿常规、总胆固醇、高密度脂蛋白、低密度脂蛋白、甘油三酯、尿蛋白、尿酸、肌酐、尿素氮、钾、钠、心电图。

说明：若患者近期未进行上述检查，建议患者在接受病例管理前进行一次较全面的实验室检查。对本社区卫生服务机构无相应检查条件的项目，可建议患者每年到上级医院进行一次全面检查。

→ 如有必要，根据专科医生建议进行心脏超声或颈动脉超声检查。

第二节　分　类

根据社区卫生服务机构的特点，我们将前来就诊时无紧急情况的原发性高血压患者的管理重点集中在血压控制上。初诊时，按照居民的既往患病情况，将患者分为既往无高血压和既往确诊高血压两大类，再根据患者不同情况分为若干类别：

一、既往无高血压（既往未被确诊为原发性高血压患者）

→ 此次血压值正常（收缩压<140mmHg且舒张压<90mmHg）。

→ 此次血压值高于正常（180mmHg≥收缩压≥140mmHg和（或）110mmHg≥舒张压≥90mmHg）。

二、既往确诊原发性高血压（既往曾被其他医院确诊为高血压患者）

→ 此次血压控制满意（收缩压<140mmHg且舒张压<90mmHg），无其他异常。

患者病情平稳，血压控制满意，没有出现药物不良反应，原有并发症控制平稳，没有新的并发症出现。

→ 血压控制不满意（180mmHg≥收缩压≥140mmHg和（或）110mmHg≥舒张压≥90mmHg），无其他异常。

没有出现较大情绪波动且充分休息情况下，

血压控制不满意。但患者没有出现药物不良反应，原有并发症控制平稳，没有新的并发症出现。

→ 有较严重难以耐受的药物不良反应。

无论患者血压控制情况如何，根据患者用药情况，出现与目前所用降压药物有关的不良反应。

→ 有新的并发症出现或并发症出现异常。

无论患者血压控制情况如何，患者原有并发症加重或出现新的并发症。

第三节　处　　理

对于不同的居民，我们应根据分类结果给予不同的处理。对未患高血压的居民，要提醒其定期测量血压；对于可能患有高血压的居民，要告诉患者进行复查，必要时协助患者转诊到上级医院进一步诊断；对于已确诊的高血压患者，要纳入本手册进行病例管理，并建议所有 45 岁以上居民加入社区中老年健康管理，以实现对健康的全方位照顾。同时针对每位居民的具体情况进行生活方式指导（生活方式指导的方法见第二部分　第一章高血压的非药物治疗）。

一、根据分类结果进行不同的处理

（一）既往无高血压

1. 此次血压值正常

→ 若收缩压在120～139mmHg之间和（或）舒张压在80～89mmHg之间，告诉患者血压在这个程度时，将来患高血压病的危险性较高，要加强对不良生活方式的改进，3个月时随访。询问居民的生活方式，进行有针对性的生活方式指导。

→ 若患者收缩压低于120mmHg且舒张压低于80mmHg，告诉居民应每年至少监测一次血压。询问居民的生活方式，进行有针对性的生活方式指导。

→ 针对此次就诊问题，如符合其他疾病管理规范，纳入管理；若没有，按常规诊疗方式处理。

2. 此次血压值高于正常

告诉患者此次血压高于正常，有患高血压的可能性，但一次测量出的血压升高，不一定就是高血压，告诉居民去除可能引起血压升高如失眠、劳累、急性疾病、焦虑等原因后 3 天内再到社区卫生服务机构检查。如果再次测量血压结果仍然高于正常，告诉患者由于社区卫生服务机构条件有限，建议并协助患者向上级医院转诊。

→ 针对此次就诊问题，如符合其他疾病管理规范，纳入管理；若没有，按常规诊疗方式处理。

→ 在两周内与患者联系，了解其是否到上级医院就诊以及诊断情况。

√ 若患者已被确诊为原发性高血压病，将患者纳入社区高血压病例管理。

√ 若患者未被确诊为原发性高血压病，告诉患者每 3 个月至少要监测一次血压。询问患者的生活方式，进行有针对性的生活方式指导。

说明：流程图中虚线部分表示在居民初诊时发现血压值超过正常后进行的管理过程，不能在此次完成。

（二）既往确诊原发性高血压

根据检查和评估结果，判断患者血压控制情况，以及是否有难以耐受的药物不良反应，是否有新的并发症出现或并发症出现异常。

1. 此次血压控制满意，无其他异常

→ 继续原方案治疗，告诉患者要规律服药，在满 1 个月时随访。

2. 此次血压控制不满意，无其他异常

询问患者是否按照医生要求规律服药

→ 患者是规律服药

✓ 若血压异常为现用药物无效果，换用不同类的另一种药物，2 周时随访。

✓ 若血压异常原因为现用药物有部分效果，则考虑调整现用药物剂量或加用不同类的第二种药物，2 周时随访。（药物治疗的方法见第二部分第二章高血压的药物治疗）。

→ 患者未规律服药

✓ 若未规律服药的原因为现用药物不良反应较大，则对患者进行对症治疗并换用不同类的另一种药物，2 周时随访。

✓ 若未规律服药的原因为经常遗忘或担心药物的不良反应，则医生要强调坚持服药在高血压控制中的重要意义，督促患者按医嘱服药；2 周时随访。

3. 出现难以耐受的药物不良反应

→患者在治疗过程中出现难以耐受的药物不良反应，换用不同类的另一种药物，2 周时随访。

4. 出现新的并发症或原有并发症出现异常

→患者出现新的与高血压相关的并发症或原有的并发症加重，应转诊到上级医院，2 周内随访。

说明：对病情控制稳定的患者，可以采用患者到社区卫生服务机构就诊、给患者打电话、到患者家中访问等方式。随访内容包括对建议转诊的患者询问是否去上级医院就诊，就诊的结果如何；督促患者按时服药；询问患者生活方式改变的情况等。但对病情控制不稳定的患者，应采取面对面的随访方式。

二、对所有的就诊者

1. 若同时患有其他疾病，要根据其他疾病诊疗规范进行管理。

2. 对于 45 岁以上患者，建议其加入社区中老年健康管理。

3. 根据患者的生活方式进行有针对性的健康教育，提出改进意见，并与患者共同制定生活方式改进目标，在一年后进行年检时评估进展。

4. 告诉确诊患者

第二章　社区高血压病例管理随访流程图说明

社区高血压病例管理随访流程图适用对象为已接受病例管理的原发性高血压患者。目的是对患者进行随访，提高患者对治疗的依从性，及时发现患者的异常，实现对高血压患者的管理过程。

说明：与初诊流程图相同，高血压社区病例管理随访流程图中以不同的颜色表示对患者的处理方式。绿色为所有适用对象均应完成的内容；黄色表示患者应在社区卫生服务机构中接受处理，但需社区医生给予额外关注；红色表示患者病情较危急，须引起高度注意，应立即转诊。

第一节　评　估

社区医生应主动对患者进行随访，提醒患者遵从医嘱，发现危险体征应迅速转诊。

一、测量血压

→ 为患者测量血压。随访过程中，如果没有危险体征，可只测量右臂血压。

根据血压值判断

1. 若收缩压≥210mmHg和（或）舒张压≥120mmHg，根据高血压紧急情况处理原则处理后，在保证安全条件下，立即转诊至有急诊条件的医院。

2. 若收缩压≥180mmHg和（或）舒张压≥110mmHg，同时监测其他重要生命体征（脉搏、心率、体温），根据高血压紧急情况处理原则处理，观察2个小时，若病情不能得到控制，随时转诊至有急诊条件的医院。

3. 收缩压＜180mmHg并且舒张压＜110mmHg，继续以下步骤。

二、检查居民是否存在危险情况

1. 患者有意识改变吗？

→ 当患者出现意识模糊、谵妄、昏迷等情况时，须在紧急处理后立即转诊。

2. 当时是否有如下危险情况？

→ 剧烈头痛或头晕吗？——怀疑出现脑血管意外

→ 恶心呕吐吗？——怀疑出现脑血管意外

→ 视物模糊、眼痛吗？——怀疑出现视网膜病变

或脑血管意外

→ 心悸胸闷吗？　　　——怀疑出现心血管意外

→ 喘憋不能平卧吗？　——怀疑出现心功能不全

→ 心前区疼痛吗？　　——怀疑出现心血管意外

3. 患者是否处于妊娠期或哺乳期？

出现上述危险情况之一或存在难以处理的其他疾病，须在紧急处理后立即转诊。对转诊的患者，医生应在1周内与患者或其家属联系，了解其转诊过程。（紧急处理方法见第二部分　第四章：双向转诊原则）。

经危险情况评估后，若居民不需要立即转诊，继续如下评估步骤：

三、对居民进行评估

1. 如果使用了一张新的随访表，记录患者基本信息：健康档案号、姓名、就诊日期等。

2. 询问近期是否有如下症状和体征

→ 头痛头晕、恶心呕吐、眼花耳鸣、呼吸困难、心悸胸闷、鼻衄出血不止、四肢发麻、下肢水肿。

3. 询问是否有新出现的临床状况以及原有的并发症是否加重

→ 脑血管疾病、心脏疾病、肾脏疾病、血管疾病、眼部疾病及其他疾病。

4. 生活方式

→ 吸烟、饮酒、体育锻炼、饮食、睡眠、心理状态。

5. 在随访满 1 年时进行一次较全面体格检查，记录在年检表上。

→ 体重、腰围。

→ 视力、眼底、血糖、血常规、尿常规、总胆固醇、高密度脂蛋白、低密度脂蛋白、甘油三脂、尿蛋白、尿酸、肌酐、尿素氮、钾、钠、心电图。

→ 如有必要，根据专科医生建议进行心脏超声或颈动脉超声检查。

6. 如果患者从上次随访到目前进行了其他实验室检查（无论是否在本社区卫生服务机构内进行），将结果记录在随访表上。并注明检查日期。如果填写不下，可另附纸填写。

7. 进行一般体格检查。测量患者的体重、心率。计算体质指数（BMI）。

第二节　分　类

根据社区卫生服务机构的特点，我们将高血压患者病例管理的重点集中在高血压患者的血压控制上，依据血压、药物不良反应及并发症等情况将患者分为如下类别：

一、此次血压控制满意（收缩压＜140mmHg 且舒张压＜90mmHg），无其他异常。

患者病情平稳，血压控制满意，没有出现药物不良反应，原有并发症控制平稳，没有新的并发症出现。

二、血压控制不满意（180mmHg≥收缩压≥140mmHg 和（或）110mmHg≥舒张压≥90mmHg），无其他异常。

没有出现较大情绪波动及充分休息情况下，出现血压控制不满意。但患者没有出现药物不良反应，原有并发症控制平稳，没有新的并发症出现。

三、有较严重难以耐受的药物不良反应

无论患者血压控制情况如何，根据患者用药情况，出现与目前所用降压药物有关的不良反应。

四、有新的并发症出现或并发症出现异常

无论患者血压控制情况如何，患者原有并发症加重或出现新的并发症。

第三节 处 理

对于不同的就诊者，我们应根据分类结果进行不同的处理。同时针对每位就诊者的具体情况进行生活方式指导，具体如下：

一、根据分类结果进行不同的处理

1. 血压控制满意，无其他异常

→ 继续原方案治疗，告诉患者要规律服药，在满1个月时随访。

2. 血压控制不满意，没有其他异常

询问患者是否按照医生要求规律服药，是否存在药物不良反应和出现新的并发症或原有并发症出现异常。

→ 患者是规律服药

√ 若血压异常为现用药物无效果，换用不同类的另一种药物，2周时随访。

√ 若血压异常原因为现用药物有部分效果，则考虑调整现用药物剂量或加用不同类的第二种药物，2周时随访。

✓ 若患者上次就诊时已调整过用药，此次血压仍未达到控制目标，建议并协助患者转诊到上级医院，2 周内随访。

→ 患者未规律服药

✓ 若未规律服药的原因为现用药物不良反应较大，则对患者进行对症治疗并换用不同类的另一种药物，2 周时随访。

✓ 若未规律服药的原因为经常遗忘或担心药物的不良反应，则医生要强调坚持服药在高血压控制中的重要意义，督促患者按医嘱服药，2 周时随访。

3. 出现难以耐受的药物不良反应

→ 患者在治疗过程中出现难以耐受的不良反应，换用不同类的另一种药物，2 周时随访。

→ 若患者上次就诊时已调整过用药，仍然存在难以耐受的不良反应，建议并协助患者转诊到上级医院，2 周内随访。

4. 出现新的并发症或原有并发症出现异常

→ 患者出现新的与高血压相关的并发症或原有的并发症加重，建议并协助患者向上级医院转诊，并在 2 周内随访，待转回后按照上级医生的治疗意见进行治疗，继续进行病例管理。

二、对所有的就诊者

1. 若同时患有其他疾病，应同时根据其他疾病诊疗规范进行管理。

2. 根据患者的生活方式进行有针对性的健康教育，提出改进意见，参照年度目标，在每次随访时评估进展。

3. 告诉患者如有下列异常须立即复诊

→ 头晕头痛

→ 恶心呕吐

→ 心悸胸闷

→ 夜间憋醒

→ 心前区疼痛

→ 视物模糊、眼痛

→ 四肢麻木、无力，下肢水肿，行走时出现下肢疼痛

4. 填写随访记录表

→ 对于已确诊高血压患者，每年进行一次较全面体检和评估，填写高血压患者年检表（详见附件二表 2，包括表 2.1、表 2.2、表 2.3、表 2.4，其中表 2.1 特殊人群检查中非高血压检

查项目不填写）。

→ 高血压患者在每次管理过程中，社区医生要填写高血压患者随访表（详见附件二表3），此表每次随访时填写。

5. 告诉患者下次随访时间，提醒患者按时接受随访。

第二部分

社区高血压防治适宜技术

根据社区卫生服务机构实际情况和循证医学证据，我们从高血压的非药物治疗、药物治疗、双向转诊等多个方面提供了如下建议，供社区医生参考。

第三章　高血压的非药物治疗

对所有的高血压患者，首先要提供非药物治疗建议，包括强调合理搭配膳食、限制钠盐、减轻体重、戒烟、加强体育锻炼、控制饮酒和保持良好的心理状态。

一、膳食

详细询问居民的饮食习惯，对其膳食情况进行评估，要告诉居民，膳食是否合理，总热卡是否合适，营养素摄入是否合适，盐摄入是否合适等，进而提出改进建议。

对预防高血压而言，还需进一步针对几个环节开展工作：

(一) 减少食盐的摄入

我国居民钠盐的摄入普遍较多，减少以食盐为主的高钠食物用量是预防和治疗高血压的重要措施之一。WHO 建议食盐摄入量的标准为每天不超过 6g（普通啤酒瓶盖去掉胶垫后，1 瓶盖食盐约为 6g）。这里所指食盐的用量包括烹调中的盐及其他食物中所含钠折合成食盐的总量。含盐量较高的食物及其含盐量见下表。

常见高盐食物含钠量及折合为食盐的含量

食物名称（100g）	折合成的食盐含量（g）
精盐	100.0
酱油	14.8
黄酱	9.2
郫县辣酱	14.5
甜面酱	5.4
榨菜	10.9
腌芥菜头	18.6
酱萝卜	17.6
腌雪里蕻	8.5
香肠、腊肠、小肚等肉制品	2.1～3.8

（摘自《食物成分表》，人民卫生出版社，1991.）

应让每位居民知道过多用盐的危害，减少食盐至每日6g以下不会有不良影响（如不会出现无力等现象），而对预防和控制高血压是有益的，人的口味咸淡是可以改变的。帮助居民计算家庭中的合理用盐量（如以每周或每月为单位计算），如有条件，发给并指导使用定量盐勺。

减盐的具体措施：

1. 减少烹调用盐：烹调用盐应定量化，最好使用定量化的盐勺加盐，使烹调者心中有数。为了减轻减盐带来的口味不适，可以适当改变烹调方法，如炒菜时后放盐（此时蔬菜表面的盐较多，使口感较咸），或将菜肴烹调成以甜、酸、辣为主的口味。减少其他高盐调味品的使用。不喝剩余菜汤。少食各种咸菜及盐腌食品。

2. 限制酱油的用量：每 10g 酱油中约含食盐 1.5g。减盐的同时也应该控制酱油的用量。烹调时，不放酱油或者少放酱油，可以通过其他方法改变菜肴的颜色。

3. 使用代用盐：食用低钠高钾盐可以减少钠的摄入，又可以补钾，对高血压的预防和治疗有利。

4. 增加副食品种类：多吃新鲜蔬菜、水果、鱼类、瘦肉等，少吃加工食品，如腌肉、香肠、咸鱼、酱菜等。

（二）控制总热量的摄入

具体措施有：少吃富含脂肪食物，多运动，适当减少睡眠，适当增加脑活动。

下表是中国营养学会推荐的在不同年龄、性别和劳动强度下，每天能量的供给量。由于受遗传、代谢水平等因素的影响，每个人对热量的实际需求可能与推荐值存在差异。超重或肥胖的高血压患者，应根据原来的饮食情况，减少含脂肪较多的高热量食品（如食用油、肥肉、油炸食品）的摄入，并适当减少主食量（每 100 克粮食可提供约 350 千卡的热量），控制饮酒量。对于

BMI 大于 24 的患者来讲，力争做到热卡负平衡，即：实际热卡摄入为理论需求量的百分之八十左右为佳。

按照中国营养学会提出的膳食能量推荐摄入量，从事轻体力劳动的成年男子如办公室职员等，可参照轻体力活动标准（2400 千卡）来安排自己的进食量；从事中等强度体力劳动者如钳工、卡车司机和一般农田劳动者可参照重体力活动标准（3200 千卡）膳食进行安排；不参加劳动的老年人可参照低能量（1800 千卡）膳食来安排。女性需要的能量往往比从事同等劳动的男性低。

中国居民膳食能量推荐摄入量（RNI）

	男性（MJ/D）	女性（MJ/D）
18 岁～		
轻体力活动	10.04MJ/D（2400 千卡）	8.80MJ/D（2100 千卡）
中体力活动	11.30MJ/D（2700 千卡）	9.62MJ/D（2300 千卡）
重体力活动	13.38MJ/D（3200 千卡）	11.30MJ/D（2700 千卡）
孕妇（4～6 个月）		+0.84MJ/D（200 千卡）
孕妇（7～9 个月）		+0.84MJ/D（200 千卡）
乳母		+2.09MJ/D（500 千卡）
50 岁～		
轻体力活动	9.62MJ/D（2300 千卡）	7.94MJ/D（1900 千卡）
中体力活动	10.87MJ/D（2600 千卡）	8.36MJ/D（2000 千卡）
重体力活动	13.00MJ/D（3100 千卡）	9.20MJ/D（2200 千卡）
60 岁～		
轻体力活动	7.94MJ/D（1900 千卡）	7.53MJ/D（1800 千卡）
中体力活动	9.20MJ/D（2200 千卡）	8.36MJ/D（2000 千卡）
70 岁～		
轻体力活动	7.94MJ/D（1900 千卡）	7.10MJ/D（1700 千卡）
中体力活动	8.80MJ/D（2100 千卡）	7.94MJ/D（1900 千卡）
80 岁～	7.94MJ/D（1900 千卡）	7.10MJ/D（1700 千卡）

（中国营养学会，中国居民膳食营养素参考摄入量，2000）

（三）控制脂肪摄入量

每日摄入脂肪的产热量小于总热量的30%，其中饱和脂肪的产热量应小于10%。要增加新鲜蔬菜的摄入，每日400～500g，水果100g，肉类50～100g，鱼虾类50g，蛋类每周3～4个，奶类每日250g，食用油每日20～25g，少吃糖类和甜食。具体措施有：减少做菜用油，少食或不食肥肉，不食各种肉皮（鸡皮、鸭皮），改食低脂和脱脂牛奶。

对于BMI在24以上、高血脂者以及膳食调查结果显示脂肪摄入量高者，应给予特别关照指导。

（四）膳食合理搭配

1997年，中国营养学会发表了《中国居民膳食指南》，主要内容包括8条：1. 食物多样、谷类为主；2. 多吃蔬菜、水果和薯类；3. 常吃奶类、豆类或其他制品；4. 经常吃适量鱼、蛋、瘦肉，少吃肥肉和荤油；5. 食量与体力活动要平衡，保持适宜体重；6. 吃清淡少盐的食物；7. 如饮酒应适量；8. 吃清洁卫生、不变质的食物。其宗旨是平衡膳食，合理营养，促进健康。这一原则也适合于高血压患者。随后，中国营养学会又发布了《中国居民平衡膳食宝塔》，根据膳食指南和平衡膳食宝塔，为预防和治疗高血压，居民除了限盐、限酒外，在日常饮食上应注意：

→ 谷类为主

根据年龄、性别和体力活动的不同，食用量约在300～500g/d左右，应注意粗细粮搭配。以谷类为主，可以保证机体的能量主要来源于碳水化合物（碳水化合物的供热量应占总供热量的55%以上）。此外，谷类食物还是膳食纤维、B族维生素的主要来源。

→ 多吃新鲜蔬菜和水果

要保证每天食用新鲜蔬菜400～500g（应多选择一些营养丰富的深色蔬菜和绿叶蔬菜），水果100～200g，以增加膳食中有益于心血管健康的维生素C、胡萝卜素、膳食纤维、钾等营养素的摄入量。

→ 豆类及豆制品

可以提供优质蛋白质，并可补钙。平均每天可食用50～100g。

→ 奶类

每天食用一袋（250g）牛奶或1瓶酸奶，可以增加钙的摄入量。

→ 肉、禽类

每天食用50～100g，以保证优质动物蛋白质的摄入量。应选择含脂肪量较少的瘦肉，避免过多摄入饱和脂肪和胆固醇。不宜多吃动物内脏。

→蛋类

可提供优质蛋白质，因其胆固醇的含量较高（1个鸡蛋约含300mg胆固醇），每天不宜超过1个。

→鱼类

含优质蛋白质和多不饱和脂肪，有益于心血管病的防治，可适当多吃，如每周1～2次，每次食用150～200g。

→食用油

每天25g左右，应选择含饱和脂肪较少的植物油，少用或不用动物油。

→糖果和糕点

不宜多吃，避免食用过多的糖和脂肪。

→合理分配三餐

一般早、中、晚的能量分别占总能量的30％、40％和30％。

注意事项：

→ 应结合患者膳食习惯中存在的问题有针对性地进行指导，不能千篇一律。

→ 改变膳食习惯不是一朝一夕之功，应鼓励患者逐步改善，不要急于求成，应以患者能够适应为度。

（五）增加钙的摄入量

多数研究表明，膳食钙与血压负相关，增加钙的摄入可降低高盐对血压的影响。我国人群钙普遍摄入不足，多数仅达到供给量（800mg/d）的一半。奶制品含钙较多（每 250g 牛奶含钙量在 250mg 以上），且易于吸收，是补钙的最佳食物。此外，豆类食物及豆制品中含钙也较多，多吃也可增加钙的摄入。

（六）限制饮酒

有饮酒习惯的高血压患者最好戒酒，特别是超重的高血压患者更应戒酒。对于一时难以戒酒者，也应限制饮酒量，每日饮用的酒精量男性＜20～30g，女性＜15～20g，（相当于白酒＜1 两/日，葡萄酒＜4 两/日，黄酒＜半斤/日，啤酒＜1 瓶/日，果酒＜4 两/日）。孕妇不要饮酒。

二、进行有规律的体育锻炼

有规律的体育锻炼可以降低血压，也是控制体重的重要措施。

（一）锻炼原则

1. 患者可根据自己的年龄、身体状况及爱好来决定适宜的运动项目，如快步行走、慢跑、游泳、健身操、太极拳等，但不宜选择激烈的运动项目。
2. 适当的体力活动，可考虑“1、3、5、7 方案”，即每天至少活动 1 次，每次活动 30 分钟，每周至少活动 5 天，活动后心率不要超过 170－年龄（岁）。
3. 锻炼强度因人而异，以运动后不出现疲劳或明显不适为度。如果运动后感觉良好，且保持理想体重，则表明运动量和运动方式是适宜的。

（二）注意事项

1. 循序渐进：从小的运动量开始，逐渐增加，使运动量在自己的承受能力之内。
2. 量力而行：对于年龄较大者，中、重度高血压患者或有其他严重合并症者，应减少运动强度，避免运动中发生意外。
3. 持之以恒：制定出适合自己的计划，要能长期坚持下去。

4. 急性期或严重心脑血管疾病患者，暂时不应进行体育锻炼。

三、控制体重

减重目标：保持体质指数（BMI）＜24（kg/m^2）；男性腰围＜85cm（相当于2尺6寸），女性腰围＜80cm（相当于2尺4寸）。

1. 措施

→ 控制膳食脂肪和热量的摄入。

→ 增加体力活动，增加热量的消耗。

→ 必要时在专科医生指导下进行药物治疗。

2. 注意事项

→ BMI介于24～27.9者要以控制饮食和增加体力活动等措施为主；BMI≥28者如果非药物治疗效果不理想，可以在医生指导下用减肥药物（不是保健品）辅助治疗。

→ 减重速度要因人而异，以每周0.5～1kg为宜。

→ 初步减重不要超过原体重的15%。

→ 不要采取用极度饥饿的方法达到快速减重的目的。

减重对健康的利益是巨大的，如果普通人群平均体重下降 5kg，高血压患者体重减少 10%，则能使糖尿病、高脂血症和左心室肥厚改善。减重的方法一方面是减少总热量的摄入，强调减少脂肪和碳水化合物的摄入，另一方面则需增加体育锻炼。减重不能急于求成，但首次减重最好达到减轻 5kg 以增强减重信心，以后再根据自觉症状和有关指标决定下一步减重的速度和目标。

四、戒烟

香烟中的尼古丁会使血压一过性升高，也是心脑血管疾病的重要危险因素之一。因此要告诫患者戒烟。戒烟的干预方式包括行为重塑和药物治疗。

在社区卫生服务机构中，除播放有关戒烟的宣传片、摆放有关资料外，最有效的方法是医务人员与患者之间一对一的讨论。一般认为，讨论次数越多，时间越长，成功率越高。因此在随访中，对吸烟的患者，医务人员要根据患者的自身情况给予戒烟的建议，如用明确而强烈的言词向患者讲明吸烟额外增加的患高血压的危险性，告诉其戒烟的必要性，敦促其戒烟。与患者共同制定年度戒烟目标，在每次随访时评估戒烟的进展，制定下次随访的目标。有关烟瘾程度的评估和具体的戒烟办法如下。

1. 首先，判断患者的烟瘾程度，填写下面问卷：

问题	答案分数			
	3	2	1	0
1. 你早上醒来多久才会吸第一口烟?	5 分钟内	6～30 分钟	31～60 分钟	＞60 分钟
2. 你是否感到在不准吸烟的地方克制吸烟是非常困难的?			是	否
3. 你最不愿意放弃在何时吸香烟?			早上第一口	其余所有时间
4. 你每天吸多少支烟?	≥31 支	21～30 支	11～20 支	≤10 支
5. 你是否早上起来 1 小时内所吸的烟比其他时间更多?			是	否
6. 当你生病不能起床时，你是否会吸烟?			是	否

2. 按总分判断烟瘾程度：

0～2 分为极轻，3～4 分为较轻，5 分为普通，6～7 分为较重，≥8 分为极重。

烟瘾程度评分≥5 分者，就应采用“尼古丁替代疗法”（尼古丁口香糖或贴片）；烟瘾程度评分≥8 分者，不采用“尼古丁替代疗法”几乎很难戒烟。

3. 对抗烟瘾的策略：

→ 宣告：多次重复地对自己大声说：“我选择不吸烟的生活方式，做一个不吸烟的人。”

→ 拖延：烟瘾发作时先等待 10 分钟。烟瘾发作最强烈的欲望最多也不过维持 3～5 分钟。

→ 深呼吸：烟瘾发作时作深呼吸数次，能帮助放松和提高人的警觉性，会减轻戒断症状。

→ 饮水：每次烟瘾起时，可多喝白水、绿茶、果汁和多洗澡，减低对香烟的欲望。

→ 做其他事情：转移注意，进行休息、散步、与人倾谈等一些松弛的运动，保持脑和手部繁忙。

4. 戒烟后，身体要调整达到新的平衡就会有许多"戒断症状"：

→ 头昏头痛

→ 口干，甚至发生溃疡

→ 咳嗽、多痰

→ 胃肠道功能紊乱

戒断症状在戒烟后第 1 周最重，但很快会消失（如不能戒烟，可劝其减量至每日 5 支以下）。

5. 彻底戒烟的 10 个窍门：

→ 消除紧张情绪

紧张的工作状况是您吸烟的主要起因吗？如果是，那么拿走您周围所有的吸烟用具，改变工作环境和工作程序。在工作场所放一些无糖口香糖、果汁和矿泉水等。多做几次短时间的休息，应到室外运动，运动几分钟就可以。

→ 体重问题

戒烟后体重往往会明显增加，一般增加2～3kg。吸烟的人戒烟后会降低人体新陈代谢的基本速度，并且会吃更多的食物来替代吸烟。因此戒烟后体重在短时间内会增加几公斤，但可以通过增加运动量来减少体重增加，因为增加运动量可以加速新陈代谢。如果吃零食，最好是无脂肪的食物，另外多喝水，使胃里不空着。

→ 加强戒烟意识

改变工作环境及与吸烟有关的老习惯，戒烟者要有主动戒烟的决心，要有戒烟几天后味觉和嗅觉就会好起来的意识。

→ 寻找替代办法

戒烟后的主要任务之一是在受到诱惑的情况下找到不吸烟的替代办法：做一些技巧游戏，使两手不闲着，通过刷牙使口腔里产生一种不想吸烟的味道，或者通过令人兴奋的谈话转移注意力。如果您习惯每天早晨喝完咖啡后抽一支烟，那么您把每天早晨喝咖啡改成喝茶，会起到一定的减轻烟瘾的作用。

→ 打赌

一些戒烟的人有过戒烟打赌的好经验，其效果之一是公开戒烟，并争取得到朋友和同事们的支持。

→ 少参加聚会

刚开始戒烟时要避免受到吸烟的引诱。如果有朋友邀请你参加聚会，而且参加的人都吸烟，那么至少在戒烟初期应婉言拒绝参加此类聚会，直到自己觉得没有烟瘾为止。

→ 游泳、踢球和洗蒸汽浴

运动可提高情绪，冲淡烟瘾。体育运动可使紧张不安的神经镇静下来，并且会消耗热量。

→ 扔掉吸烟用具

烟灰缸、打火机、香烟都会对戒烟者产生刺激，应该把他们都扔掉。

→ 转移注意力

尤其是在戒烟初期，从事一些会带来乐趣的活动，转移吸烟的注意力。晚上不要像平常那样在电视机前度过，可以去按摩、听音乐、上网等。

→受得住重新吸烟的考验

戒烟后又吸烟就等于戒烟失败了。要仔细分析重新吸烟的原因，避免以后重吸。

五、保持良好的心理状态

1. 高血压患者应心胸开阔，避免紧张、急躁和焦虑状态，同时还要劳逸结合，心情放松。
2. 长期精神压力和心情抑郁是引起高血压等慢性病的重要原因之一。
3. 对于精神压力大、心情抑郁的患者社区医生应尽量了解其紧张的原因，有针对性地对其进行心理调节，使之保持乐观积极的心态，缓解精神紧张。
4. 对有精神紧张的患者，社区医生及其家属应做耐心劝导及心理治疗，应积极建议他们参与社交活动，提倡选择适合个人的体育、绘画等文化活动，增加老年人的社交机会，在社团活动中倾诉心中的困惑，得到同龄人的劝导和理解，以提高生活质量。

第四章　高血压的药物治疗

对于确诊高血压的患者，在进行非药物治疗的同时要进行药物治疗。首先应向患者解释服用药物控制血压的重要性，打消患者对长期服药的顾虑，提高用药的依从性。

如果患者在上级医院就诊后又转回社区卫生服务机构接受病例管理，社区卫生服务机构的医生应首先遵循上级医院的医嘱。需调整用药时，要根据患者及本社区的实际情况根据下列的用药原则进行选择，如果社区医生在调整一次用药后患者血压仍未得到控制或仍存在难以忍受的药物不良反应，要建议并协助患者转诊到上级医院。需要注意的是，这种药物调整可以为用药剂量的改变，也可以为药物种类的改变。药物相关的药理作用、具体使用方法等详细资料请查阅相关专业书籍和药品说明书。同时要告诉患者以下事项：

→ 引起高血压的危险因素

→ 自身病变的程度及个体化治疗的意义

→ 生活方式改变对治疗的意义

→ 所用降压药物的名称、用法、作用和不良反应

→ 坚持服药的意义

一、对于收缩压在140～159mmHg之间和（或）舒张压在90～99mmHg之间且无并发症的中青年高血压患者

1. 首选药物：利尿剂

双氢克尿塞（氢氯噻嗪） 12.5～50mg/d 分1～2次服

或吲哒帕胺 2.5～5mg 每日一次（晨起服）

用药原则：宜从小剂量开始使用（从12.5mg每日1次开始）。剂量增大到25mg每日1次及以上时应注意血钾水平。

随剂量增大降压效果不佳，应考虑联合用药。

不良反应及注意事项：重症肝硬化者、痛风患者禁用。低血钾、糖尿病、肾功能减退病人慎用。长期服用应适当补钾。此类药对男性性功能可能会造成一定影响，应告知患者。

2. 次选药物：β受体阻滞剂

美托洛尔（倍他乐克） 25～100mg/d 一次或分两次口服

比索洛尔　2.5～5mg　每日一次

用药原则：宜从小剂量开始使用。Ⅱ～Ⅲ度房室传导阻滞、心力衰竭、心源性休克、哮喘、慢性阻塞性肺病禁用。随剂量增大降压效果不佳，应考虑联合用药。

不良反应及注意事项：心动过缓、哮喘发作、胃肠道反应、眩晕、头痛等。此类药对男性性功能可能会造成一定影响，应告知患者。

3. 对于此类患者，若使用利尿剂和β受体阻滞剂血压控制仍不能满意，可选择复合制剂

降压零号　　1～2 片　每日 1 次

复方降压片　1～2 片　每日 1～3 次

用药原则：主要用于年纪较轻，病程不长，血压波动不大的高血压病人。

不良反应及注意事项：抑郁症及消化道出血性疾病患者慎用，夜间睡眠呼吸暂停综合征患者慎用。

二、对于收缩压 140～159mmHg 和（或）舒张压 90～99mmHg 且无并发症的老年高血压患者

1. 首选药物：利尿剂

双氢克尿塞（氢氯噻嗪）　12.5～50mg/d　分 1～2 次服

或吲哒帕胺　2.5～5mg　每日一次（晨起服）

用药原则：宜从小剂量开始使用（从 12.5mg/d 开始）。剂量增大到 25mg/d 及以上时应注意血钾水平。随剂量增大降压效果不佳，应考虑联合用药。重症肝硬化者禁用。

不良反应及注意事项：痛风患者禁用。低血钾、糖尿病、肾功能减退病人慎用。长期服用应适当补钾。此类药对男性性功能可能会造成一定影响，应告知患者。

2. 次选药物：钙离子拮抗剂

硝苯地平　10～20mg　每日 2～3 次

尼群地平　10～20mg　每日 1～2 次

用药原则：此类药物用于老年特别是合并冠心病的高血压患者。如有可能，尽量使用长效制剂，减少24 小时内血压波动。Ⅱ～Ⅲ度房室传导阻滞、充血性心力衰竭应慎用非二氢吡啶类钙拮抗剂（维拉帕米、地尔硫䓬）。

不良反应及注意事项：可出现头痛、头晕、心悸、面部潮红、水肿，停药后可消失。孕妇及哺乳期妇女慎用。

3. ACEI 类

卡托普利　12.5～25mg　2～3 次/日

用药原则：宜从小剂量开始使用（从 12.5mg 每日两次开始）。注意有无干咳等不良反应，干咳不能耐受时停药。监测肾功能、电解质（如果有肢体无力，应查血钾）。有双侧肾动脉狭窄者禁用。肾功能不全、血清肌酐大于 3mg/dl 者禁用。随剂量增大降压效果不佳，应考虑联合用药。

不良反应及注意事项：可出现皮疹、搔痒、味觉障碍、刺激性干咳。

三、收缩压在 160～179mmHg 之间和（或）舒张压在100～109mmHg 之间

患者血压在此水平时，若要将血压控制在治疗目标之内，常常需要联合两三种以上药物，包括：

→ 利尿剂：氢氯噻嗪（双氢克尿塞） 25mg/d

→ β 受体阻滞剂：美托洛尔（倍他乐克） 25～50mg 2 次/日或阿替洛尔（氨酰心安） 25mg 2～3 次/日（二者选其一）

→ 钙拮抗剂：尼群地平 10～20mg 1～2 次/日

→ ACEI：卡托普利 12.5～25mg 2～3 次/日

如在联合用药后患者血压控制不能取得满意效果，社区医生可以对药物进行一次调整，如仍不能控制血压，要建议并协助患者转诊到上级医院。

四、收缩压＞180mmHg 和（或）舒张压＞110mmHg

治疗目标：防止病人出现急性并发症，包括：

→ 高血压脑病

→ 急性左心衰

→ 急性肾功能衰竭

→ 脑血管意外

→ 急性心肌梗死

按照本手册的管理原则，患者血压达到此水平时，要立即转诊至有急诊条件的上级医院。（请参见第二部分第四章双向转诊）

五、各类主要降压药选用的临床参考

1. 常用降压药物

<table>
<tr><th>药物种类</th><th>药物名称</th><th>常用每次剂量（mg），用法</th><th>适应证</th><th>禁忌证</th><th>限制应用</th></tr>
<tr><td rowspan="2">利尿剂</td><td>双氢克尿噻</td><td>12.5～25mg
每日1次</td><td rowspan="2">心力衰竭
收缩期高血压
老年高血压</td><td rowspan="2">痛风，严重水、电解质平衡失调</td><td rowspan="2">糖尿病
血脂异常
性功能活跃的年轻男性
妊娠</td></tr>
<tr><td>引哒帕胺</td><td>1.25～2.5mg
每日1次</td></tr>
<tr><td rowspan="3">β受体阻滞剂</td><td>阿替洛尔</td><td>12.5～25mg
每日1次，
或每12小时1次</td><td rowspan="3">劳力型心绞痛
心肌梗死后
快速心律失常
心力衰竭缓解期</td><td rowspan="3">哮喘
慢性阻塞性肺病
周围血管病
Ⅱ～Ⅲ度房室传导阻滞
心动过缓（心率＜55次/分）</td><td rowspan="3">高甘油三酯血症
1型糖尿病
重体力劳动者</td></tr>
<tr><td>美托洛尔</td><td>25～50mg
每12小时1次</td></tr>
<tr><td>比索洛尔</td><td>2.5～10mg
每日1次</td></tr>
</table>

续表

药物种类	药物名称	常用每次剂量（mg），用法	适应证	禁忌证	限制应用
血管紧张素转换酶抑制剂（ACEI类）	卡托普利	12.5～25mg 每12小时1次，或每8小时1次	心力衰竭 左心室肥厚 心肌梗死后 糖尿病微量蛋白尿	妊娠 双侧肾动脉狭窄 血清肌酐>3mg/dl 高血钾	重度血容量减少 重度主动脉瓣、二尖瓣狭窄 缩窄性心包炎 重度充血性心力衰竭
	依那普利	2.5～10mg 每12小时1次			
钙拮抗剂	硝苯地平	10～20mg 每8小时1次	心绞痛 周围血管病 老年高血压 收缩期高血压 糖耐量减低	妊娠	心力衰竭 心脏传导阻滞 （非二氢吡啶类如维拉帕米及地尔硫卓禁用或慎用）
	硝苯地平缓释片	10～20mg 每12小时1次			
	硝苯地平控释片	30～60mg 每日1次			
	尼群地平	10～20mg 每12小时1次，或每8小时1次			
	苯磺酸氨氯地平	5～10mg 每日1次			
α受体阻滞剂	哌唑嗪	1～4mg 每12小时1次或每8小时1次	前列腺肥大 糖耐量减低	体位性低血压	充血性心力衰竭
血管紧张素Ⅱ受体拮抗剂（ARB）	氯沙坦	25～100mg 每日1次	由ACEI不能耐受时引起的咳嗽 心力衰竭 不能忍受其他抗高血压药	妊娠 高血钾 双侧肾动脉狭窄	周围血管病
	缬沙坦	80～160mg 每日1次			

2. 常用复方制剂

药物名称	组分	用法	不良反应	注意事项
降压0号	双肼屈嗪-三氨苯喋啶-利血平-双氢氯噻嗪-利眠宁	1片，每日1次	乏力，鼻塞，嗜睡	活动性溃疡患者禁用，胃及十二指肠溃疡患者慎用，心动过缓和抑郁患者慎用，夜间睡眠呼吸暂停综合征患者慎用
复方降压片	利血平-双肼屈嗪-双氢氯噻嗪-利眠宁-异丙嗪-氯化钾-三硅酸镁	1～2片/次，3次/日 维持剂量为1片/次，3次/日	乏力，鼻塞	老年患者、抑郁者及消化道出血性疾病患者慎用，夜间睡眠呼吸暂停综合征患者慎用

第五章　合并其他疾病的处理原则

高血压是社区常见疾病，患者往往合并各种疾病，社区医生在处理过程中要对这些患者给予特别的注意。我们建议社区医生遵照上级医院的医嘱对患者进行管理，以下仅给出治疗原则，以作参考。

一、老年高血压

1. 应当控制患者血压在满意水平，对可耐受的患者应尽可能降至 140/90mmHg 以下，但要特别注意舒张压不宜低于 70mmHg。
2. 老年人群降压治疗特别强调平缓降压，提倡使用长效制剂。

二、糖尿病高血压

1. 合并糖尿病的患者血压控制要比单纯高血压的患者严格，一般收缩压要控制在 130mmHg，舒张压控制在 80mmHg 内。伴糖尿病肾病时血压水平应控制在 125/75mmHg 以下。
2. 当血压在正常高限（130～139mmHg/85～

89mmHg）时，即应在非药物治疗的同时开始药物治疗。

3. 进行非药物治疗将体重降至理想范围。

4. 药物治疗原则：

→ 常需联合用药。

→ 噻嗪类利尿剂、β受体阻滞剂、ACEI、ARB 和钙离子拮抗剂均可减少心血管事件。

→ ACEI 对防止 1 型糖尿病肾损害、ARB 对防止 2 型糖尿病肾损害有益。

三、高血压合并冠心病

1. 高血压合并冠心病的患者发生再次梗死或猝死的机会要高于不合并高血压的冠心病患者。两者均与高血压有直接关系。因此合并冠心病的高血压患者更应积极进行降压治疗。

2. 药物治疗原则：

→ 稳定型心绞痛时首选β受体阻滞剂或长效钙拮抗剂。

→ 急性冠状动脉综合征（ACS）时选用β受体阻滞剂和 ACEI，并按 ACS 的处理原则进行处理。

→ 心肌梗死后患者用 ACEI、β受体阻滞剂和醛固酮拮抗剂。

四、高血压合并心力衰竭

1. 病人有心脏病史，出现心悸、气短、不能平卧时应当考虑心力衰竭。

2. 药物治疗原则：

→症状少者用 ACEI 和 β 受体阻滞剂。

→症状多者可将 ACEI、β 受体阻滞剂、ARB 和醛固酮拮抗剂与袢利尿剂合用。

说明：心力衰竭患者急诊治疗时可遵循如下原则：上体端坐腿下垂，呼吸氧气打吗啡，强心利尿扩血管，病人平安把家归。

五、脑血管病

对于病情稳定的非急性期脑血管疾病患者，降压治疗有长期益处。但血压水平不应控制过低，以免引起脑灌注不足。特别是对于缺血性脑卒中发作后 1～3 个月内的患者或双侧颈动脉狭窄的患者，收缩压的控制标准可适当高于 140mmHg，但舒张压不要低于 70mmHg。社区医生应根据专科医生的建议和治疗方案对患者进行管理。

六、肾脏损害

1. 无论何种原因所致的肾脏损害，控制高血压对于防治肾脏病变的持续进展都可起到十分关键的作用。

2. 药物治疗原则：

→ 肾性高血压较难控制，常需联合用药。

→ ACEI、ARB 有利于防止肾病进展。当血肌酐<2.5mg/dl 时，首选 ACEI，因其对减少蛋白尿及延缓肾脏病变的进展有利，同时应密切监测肾功能；血肌酐≥3mg/dl 时，应停用 ACEI，选择钙拮抗剂、α 受体阻滞剂和 β 受体阻滞剂。

→ 伴有肾脏损害或有蛋白尿的患者（24 小时蛋白尿>1g），控制血压宜更严格。建议血压控制在 125/75mmHg，但应避免使血压过急下降，同时注意观察血压下降时肾功能的变化。

→ 重度患者需合用袢利尿剂。

七、妊娠高血压

妇女在妊娠期患高血压可能会危及母子的生命，因此这里仅给出治疗原则，供社区医生了解。这类患者应转诊到专科医院。

1. 妊娠高血压指妊娠 20 周后孕妇发生高血压，血压≥140/90mmHg，或血压较孕前或孕早期血压升高≥30/15mmHg。伴或不伴有水肿，不伴有蛋白尿。

2. 药物治疗原则：

→ 因妊娠早期的血管扩张作用，在妊娠 20 周前，轻度高血压的患者不需药物治疗。从 16 周至分娩通常使用的较为安全的药物包括：甲基多巴、β受体阻滞剂、肼屈嗪（短期、急诊使用）。

→ 使用以下药物时须谨慎：噻嗪类利尿剂、硝苯地平（短期、急诊，可以用于妊娠后期）。

→ 禁忌药物包括：血管紧张素转换酶抑制剂和血管紧张素Ⅱ受体拮抗剂、硝普钠、利血平、呋塞米、硫氮唑酮、维拉帕米。

第六章　双向转诊原则

社区卫生服务机构应积极主动地与所在区域的上级医院建立安全、畅通的双向转诊渠道和机制，以使有需要的患者及时得到应有的专科医疗服务，避免延误病情，同时使上级医院经治疗好转的患者能够顺利转回社区医院，从而减轻综合医院的压力和患者的就医负担。

一、转诊原则

1. 确保患者的安全和有效治疗。
2. 尽量减轻患者的经济负担。
3. 最大限度地发挥社区医生和专科医生各自的优势和协同作用。

二、转出（社区卫生服务机构转向上级医院）

社区高血压患者的转诊分为两种情况：一种为患者就诊时病情较重，需立即转到上级医院进行急诊处理；另一种为限于社区卫生服务机构的技术能力，要按照本手册的规定转诊到上级医院专科门诊进行诊疗。社区医生要根据患者病情需要确定转诊医院和专科，并协助患者转诊。无论哪种情况，社区医生都要在规定时间内对患者进行随访，询问其在上级医院的就诊情况，并将上级医院转回的患者继续纳入社区高血压病例管理。

（一）紧急转诊及处理

1. 收缩压≥210mmHg 和（或）舒张压≥120 mmHg，和（或）有明确高血压脑病、急性左心衰竭的患者

→ 镇静、吸氧，测量双侧上臂血压。

→ 立即使用静脉降压药物硝普钠 10μg/min 静脉输入（10mg 溶于 500ml 5％葡萄糖中，每分钟 5～10 滴，避光输入）。

→ 评价是否存在靶器官受累或潜在危及生命的情况。

→ 有无胸部剧烈撕裂样疼痛（可疑动脉夹层），如有，参照下述的处理原则，处理后立即转诊。

→ 查看病人意识是否清楚、对答是否切题、肢体活动是否良好。

→ 检查心肺体征，有无奔马律，双肺有无湿性啰音。

→ 进行心电图检查排除心肌缺血和心肌梗死的

可能性。

→有合并症的患者：

√合并急性冠状动脉综合征（ACS）或心力衰竭的病人：

- 硝酸甘油以 10μg/（min·kg）静脉输入（10mg 溶于 500ml 5%葡萄糖中，每分钟 10 滴）。
- 硝普钠以 10μg/min 静脉输入（10mg 溶于 500ml 5%葡萄糖中，每分钟 5～10 滴，避光输入）。
- 有心力衰竭症状的予以呋塞米（速尿）40mg 静脉入壶。
- 可疑 ACS 的予以阿司匹林 300mg 嚼服。

√有脑血管意外可能的病人应当将血压控制在收缩压不低于 160mmHg 水平：

- 昏迷病人应当严密监护气道，保证病人的气道开放和呼吸正常。
- 观察瞳孔改变，有脑疝表现者，予以甘露醇 250ml 静脉滴注降颅内压。

√可疑动脉夹层的患者：

- 止痛镇静（杜冷丁 50mg＋非那根 25mg 肌肉注射）。
- 控制血压：使用静脉药物控制血压，硝普钠以 10μg/min 静脉输入，根据血压调节降压药物的速度，将收缩压控制在 100～120mmHg。
- 禁止抗凝治疗。

→ 在吸氧、监护的情况下以急救车立即转至上级医院急诊科。

2. 收缩压＞180mmHg 和（或）舒张压＞110mmHg

→ 保持病人所处环境安静，并给病人吸氧。

→ 有无胸部剧烈撕裂样疼痛（可疑动脉夹层），如有，参照下述的处理原则，处理后立即转诊。

→ 病人意识是否清楚、对答是否切题、肢体活动是否良好。如存在意识改变、肢体活动不良的情况，立即转诊。

→ 检查心肺体征，有无奔马律，双肺有无湿性啰音。若有，立即转诊。

→ 进行心电图检查排除心肌缺血和心肌梗死的

可能性。若有，立即转诊。

→ 如果不考虑患者有心脑血管意外的情况发生，可选择

✓ 立即舌下含服卡托普利 12.5mg 或硝苯地平 10mg。

✓ 三种降压药物联合使用，其中必须含有利尿药物。

→ 如果经上述处理病人无缓解，或有心脑血管意外的可能性，应当立即采取静脉降压措施，并监测血压。

→ 有合并症的患者：

✓ 合并急性冠状动脉综合征和心力衰竭的病人

- 硝酸甘油以 10μg/（min·kg）静脉输入（10mg 溶于 500ml 5%葡萄糖中，每分钟 10 滴）。
- 硝普钠以 10μg/min 静脉输入（10mg 溶于 500ml 5%葡萄糖中，每分钟 5～10 滴，避光输入）。
- 有心力衰竭症状的予以呋塞米（速尿）40mg 静脉入壶。

√ 有脑血管意外可能的病人应当将血压控制在收缩压不低于160mmHg水平。

√ 可疑动脉夹层的患者

- 止痛镇静（杜冷丁50mg＋非那根25mg肌肉注射）。
- 控制血压：使用静脉药物控制血压。硝普钠10μg/min静脉输入，根据血压调节降压药物的速度，将收缩压控制在100～120mmHg。
- 禁止抗凝治疗。

→ 若存在任何一项合并症，要在吸氧、监护的情况下用急救车立即转至上级医院急诊科。

→ 若无合并症，在社区卫生服务机构紧急降压后可观察2小时，若情况得不到控制随时转诊。若得到控制，可继续观察，直至血压降至正常范围。

（二）一般情况转诊

→ 规律药物治疗随访两次，血压降低效果不满意。

→ 以往血压控制平稳的患者，再度出现血压升高并难以控制。

→ 血压波动很大，临床处理困难者。

→ 在随访过程中出现新的靶器官损害。

→ 患者服降压药后出现不能解释或处理的不良反应，调整用药后不能改善者。

三、转入（上级医院转向社区卫生服务机构）

上级医院应将同时符合下列情况的患者转回社区医院，由社区医生对患者进行长期监测、随访和管理，以便减轻患者就医的各种花费和负担：

1. 诊断明确。

2. 治疗方案确定。

3. 血压及伴随临床情况已被控制稳定。

第七章　血压的测量

测量血压是高血压诊断及评价其严重程度的主要手段。临床上通常采用间接方法在上臂肱动脉部位测得血压值。由于血压有明显波动性的特点，需要于非同日多次反复测量才能判断血压升高是否为持续性。

一、血压测量方法

测量血压时，受检者取坐位，双足平放在地面上，右臂放在桌面上，支撑应舒适，手掌向上，不能坐位时可平卧，全身放松。

1. 血压计放在受检者右臂侧，大约心脏水平部位，袖袋要平整，袖袋下缘在肘关节前自然皱褶上方的 2.5cm 处，不能太松或太紧，使气带中心正好位于肱动脉的部位。如果袖带太松测得血压偏低，太紧则测出血压偏高。
2. 确定最高充气压。快速充气至肱动脉脉搏消失后，这时血压计上读数就是“脉搏消失压”；继续充气、直至压力水平比脉搏消失压高

30mmHg 时，这个数值即为“最高充气压”。

3. 测量时，听诊器膜式听头放在肱动脉部位，但不与袖袋或皮管接触，轻按使听诊器和皮肤全面接触。不能压得太重，否则影响声音。眼睛应该保持在血压计玻璃刻度中段水平，关紧气阀快速、稳定地充气达到“最高充气压”水平，放松气阀，使汞柱液面以每秒 2mmHg 左右的速度下降。以 Korotkoff 音第Ⅰ期和第Ⅴ期分别为收缩压、舒张压读数。但儿童、患有主动脉瓣关闭不全及高心排血量和周围血管扩张者（贫血、甲亢、妊娠及运动后），有时声音到压力为零时仍能听到，此时舒张压应记录第Ⅳ期音（变调音）。声音消失后，还应继续听 20mmHg 左右，以确定声音是否完全消失。然后放松气囊，记录收缩压和舒张压。

4. 血压读数必须以水银柱液面的顶端最接近的上方刻度为准。如水银面在两个刻度之间，读数应取上值，且尾数只能为偶数。

5. 应相隔 2 分钟后同一臂重复测量，取两次读数的平均值记录。如果两次测量的收缩压或舒张压读数相差＞5mmHg，则相隔 2 分钟后再次测量，然后取 3 次读数的平均值。

二、测血压注意事项

1. 居民在社区卫生服务机构接受初诊测量血压时，应测量双侧血压。
2. 高血压患者在血压超过 180mmHg 时，应测量双侧血压。
3. 室内要保持安静，理想室温 21℃左右，不宜过冷或过热，同时要具备休息的地方，供被测量者使用。
4. 在测压前，被测者应安静休息 10～30 分钟，精神放松，排空膀胱，不饮酒、茶、咖啡等饮料。测血压前 15 分钟不要吸烟，询问是否服用影响血压的药物。
5. 测血压前，核准血压计水银柱是否在零点，排气阀是否灵活，袖袋是否合适，有无漏气现象。
6. 测量者态度和蔼，按要求测量血压。

三、汞柱式血压计的维护

1. 汞柱式血压计应定期进行核准，水银必须充足，刻度管内的水银凸面应正好在刻度“零”处。
2. 怎样判定阀门漏气：把水银柱打到 200mmHg，然后维持 10 秒。通常水银柱在 10 秒之内下降不超过 2cm，若超过此数阀门很可能漏气。

3. 放松阀门，控制水银柱在 1 秒内下降 1mmHg，然后完全松开阀门，1 秒内水银柱可下降至 0 刻度。如果下降速度过慢则表示空气过滤器阻塞，必须清除干净或更换阀门和加压充气橡皮球。

附件一　社区高血压病例管理评估方案

病例管理方案的成功运行需要多方面的努力，为了使卫生行政部门能够及时了解机构对病例管理方案的执行情况，了解本地区高血压的控制情况，本评估方案将提供一个有效的绩效评估工具，以保证方案的顺利运行。同时也将有利于卫生行政部门制定当地人民健康水平提高目标，调整卫生资源的配置，明确社区卫生机构和社区医务人员的工作任务，监督和提高社区卫生服务质量。

一、评估目的

1. 以有效、敏感的指标体系来评价病例管理方案实施的效果，督促病例管理方案的实施。
2. 推动相关工作的开展，实现计划目标（由各地卫生行政部门自行制定），提高患者和相关人群的健康水平和生活质量。
3. 为政府相关资源的配置提供参考数据。

二、评估原则

适度，有效，透明。

三、评估标准

1. 不设统一分数，以不同机构、人员管理成效（指标）的差异和排序为依据。
2. 建立以激励和学习为目标的管理机制。

四、评估频率

每年一次。

五、评估对象及方式

1. 机构：部分指标由机构按照要求自行上报，卫生行政部门抽取部分内容进行核实。
2. 患者：通过电话的方式对 10%已经纳入病例管理的患者进行回访。
3. 医务人员：对机构内 50%参与病例管理的机构内医务人员进行测试。

六、评估内容

本评估指标体系分为三级指标。一级指标为社区高血压病例管理效果；根据 WHO 对卫生机构绩效评估的指标分类（健康状态、反应性、费用控制）将二级指标分为三类，即管理水平、费用、患者满意度三部分，同时为了实现以评估促进发展的目的，特别加设了一个附加指标：可持续性；三级指标共有 15 项，其中包括可持续性的两个附加指标。

七、评估指标

一级指标：社区高血压病例管理效果

二级指标	三级指标	数据来源
管理水平	1. 管理率	日常工作记录、数值推断
	2. 控制率	患者健康档案
	3. 档案资料完整率	患者健康档案
	4. 失访率	患者健康档案
	5. 药物依从率	电话调查
	6. 医务人员相关知识水平	考试
	7. 患者相关知识水平	电话调查
费用	8. 患者月/年平均花费	患者健康档案
患者满意度	9. 有效性	电话调查
	10. 方便性	电话调查
	11. 安全性	电话调查
	12. 舒适性	电话调查
	13. 经济性	电话调查
可持续性（附加指标）	14. 对管理方案提出建议数	日常工作记录
	15. 相关文章的发表数	日常工作记录

八、指标解释

（一）管理水平：该项指标的1～4由机构上报，卫生行政部门抽查10%的患者档案，进行小样本一致性检验，并对患者电话回访以对记录的一致性进行检验（记录血压值和患者自报血压值的一致性）。

1. 管理率：数值推断与日常工作记录相结合。按照全国平均高血压的患病率与本机构服务人口总数来推断本社区内高血压的患者人数。管理人数查阅机构记录。

☆ 高血压管理率＝本机构已管理的高血压患者数/推算的社区内可能的高血压患者数

2. 控制率：机构管理的全部患者最后一次随访的血压值。

☆ 高血压控制率＝收缩压＜140mmHg 同时舒张压小于＜90mmHg 的人数/机构管理的全部高血压患者数

3. 档案资料完整率：分别检查患者的基本情况、年检表、随访表，所有的表格应填写完全，如无该项资料，应该填“无”或划斜线表示。

☆ 档案资料完整率＝非空项的个数/检查档案的全部项目数

4. 失访率：检查全部的健康档案，到检查日期为止，若 3 个月或以上未来社区卫生服务机构就诊认为失访。

☆ 失访率＝3 个月及以上未就诊患者数/机构管理的全部患者数

5. 药物依从率：电话随访 10％患者，如患者回答未按医嘱服药或不舒服时服药等，认为依从性差。

☆ 药物依从率＝未按医嘱服药/电话询问的患者数

6. 医务人员相关知识水平：对参与高血压病例管理的医务人员进行相关基本知识测试，平均得分数应超过80分。

☆ 医务人员高血压相关知识的水平是管理好患者、获得患者信任的重要方面，基本知识应该熟练掌握。每个机构抽取参与高血压病例管理的医生和护士各3人，考查其相关知识的水平，计算其平均成绩。

7. 患者相关知识水平：电话随访患者，询问相关健康知识。慢性病患者患病时间长，往往需要终身治疗，患者对相关健康知识的了解对控制病情非常重要，这有赖于医生在慢性病的管理中对患者进行有针对性的健康教育，让患者从开始了解这些知识到态度发生转变，进而改变其不良生活方式，提高医嘱的依从率，减少并发症的发生。

☆ 患者相关知识正确率＝所有患者健康相关知识回答正确数/询问的所有患者应回答数

（二）费用：检查管理的全部高血压患者。

8. 患者月平均费用：检查高血压患者健康档案，记录患者最后 1 个月所服用的相关药物，按照目前药物零售价格，推算治疗高血压每月所花药费。

☆ 高血压患者月平均药费＝所有患者所花药费/高血压患者数

（三）患者满意度：全部通过电话询问，随机抽查机构管理的高血压患者总数的 10%。

9. 有效性：电话询问患者认为在社区卫生服务机构接受服务后症状是否有所好转。回答非常好、很好的患者认为是对社区卫生服务机构的有效性满意。

☆ 有效性＝回答非常好、很好的患者总数/所询问的患者总数

10. 方便性：电话询问患者认为到社区卫生服务机构接受服务是否方便，包括距离和时间。回答非常满意、满意的患者被认为是对社区卫生服务机构的方便性满意。

☆ 方便性满意＝回答非常好、很好的患者总数/所询问的患者总数

11. 安全性：电话询问患者认为到社区卫生服务机构接受服务是否安全。回答非常满意、满意的患者认为是对社区卫生服务机构的安全性满意。

☆ 安全性满意＝回答非常好、很好的患者总数/所询问的患者总数

12. 舒适性：电话询问患者认为到社区卫生服务机构接受服务是否舒适，包括环境的整洁、消毒的情况等。回答非常满意、满意的患者被认为是对社区卫生服务机构的舒适性满意。

☆ 舒适性满意＝回答非常好、很好的患者总数/所询问的患者总数

13. 经济性：电话询问患者认为到社区卫生服务机构接受服务是否经济，包括药物、检查费用的价格和每次总的花费。回答非常满意、满意的患者被认为是对社区卫生服务机构的经济性满意。

☆ 经济性＝回答非常好、很好的患者总数/所询问的患者总数

（四）附加指标：可持续性

14. 对管理方案提出建议数：对机构的管理者进行访谈。

☆ 对管理方案提出建议数＝针对高血压病例管理规范提出的有书面记录的批评、建议的数目

15. 相关文章的发表数：查阅论文

☆ 相关文章发表数＝本年度机构内员工在国内外公开发行的学术刊物上发表的有关高血压病例管理等方面的论文总数

附件二　社区高血压病例管理记录表

按照居民个人健康档案和高血压病例管理的要求，高血压患者在管理过程中应填写如下表格。其序号与健康档案规范中所列序号一致。

姓名：　　　　　　　　　　　　　　　编号□□-□□□□□□

表1　个人一般情况表

姓　　名		性　别	1男2女　□	出生日期	□□□□□□□□
身份证号			工作单位		
家庭电话		联系人姓名		联系人电话	
常住类型	1户籍　2非户籍　□		民　族	1汉族　2少数民族________　□	
血　　型	1A型　2B型　3O型　4AB型 / Rh阴性：1否　2是　□/□				
文化程度	1文盲及半文盲　2小学　3初中　4高中　5中专　6大专及以上　7不详　□				
职　　业	1工人　2离退休者　3专业技术人员　4行政管理者　5办事人员　□ 6军人　7企业家　8商业服务业员工　9学生　10其他____________				
婚姻状况	1已婚　2未婚　3离婚　4丧偶　5分居　□				
医疗费用支付方式	1全公费　2部分公费　3城镇职工医疗保险　4城镇居民医疗保险　□/□/□ 5商业医疗保险　6新型农村合作医疗　7贫困救助　8全自费　9其他__________				
药物过敏史	1无　有：2青霉素　3磺胺　4链霉素　5其他__________　□/□/□/□				
暴露史	1无　有：2化学品________　3毒物________　4射线________　□				

续表

既往史	疾病	1高血压　2糖尿病　3冠心病　4恶性肿瘤　5脑卒中　6 COPD　7结核病 8精神分裂症　9肝炎　10其他 ________		
		□确诊时间　年　月/□确诊时间　年　月/□确诊时间　年　月 □确诊时间　年　月/□确诊时间　年　月/□确诊时间　年　月		
	手术	1无　2有：名称1 ________ 时间 ____ /名称2 ________ 时间 ____　□		
	外伤	1无　2有：名称1 ________ 时间 ____ /名称2 ________ 时间 ____　□		
	输血	1无　2有：原因1 ________ 时间 ____ /原因2 ________ 时间 ____　□		
家族史	父　亲	□/□/□/□/□/□	母　亲	□/□/□/□/□/□
	兄弟姐妹	□/□/□/□/□/□	子　女	□/□/□/□/□/□
	1高血压　2糖尿病　3冠心病　4恶性肿瘤　5过敏症　6精神分裂症 7结核病　8肝　炎　9脑卒中　10先天畸形　11其他 ________			
遗传病史	1无　2有：疾病名称 ________　□			
有无残疾	1 无残疾　2 听力残疾　3 言语残疾　4 肢体残疾　□/□/□/□/□/□ 5 智力残疾　6 视力残疾　7 精神残疾　残疾证号 ________			

注：同《社区居民健康档案》表1

填表说明

1. 性别：如果两性畸形，选择显性的那个性别。

2. 出生日期：根据居民身份证的出生日期填写。按照年（4位）、月（2位）、日（2位）顺序填写，如19490101。

3. 身份证号：需如实、完整填写。

4. 工作单位：应填写目前所在工作单位的全称。离退休者填写最后工作单位的全称，下岗待业或无工作经历者须具体注明。

5. 家庭电话：填写家庭固定电话。

6. 联系人姓名：指紧急情况联系人。这里要求填写与建档对象关系紧密的亲友姓名，该联系人应当为遇特殊情况或紧急情况无法与建档对象直接沟通而急需建档对象亲友提供帮助时，确实可以取得联系并能提供帮助的人。

7. 联系人电话：填写确实能够及时、有效取得联系的电话号码。

8. 常住类型：常住人口指在本社区居住生活半年以上者。

9. 民族：少数民族应填写全称，如彝族、回族等。

10. 血型：在前一个“□”内填写与ABO血型对应编号的数字；在后一个“□”内填写是否为“Rh阴性”。

11. 文化程度：填写内容包括“文盲/半文盲/小学/初中/高中/中专/大专及以上，不详”。

文化程度指截至建档时间止，本人接受国内外教育所取得的最高学历或现有水平所相当的学历（参GB－4658－84）。其中：

（1）文盲或半文盲：不识字或识字不足1500个，不能阅读通俗书报，不能写便条者。

（2）小学：小学毕业、肄业及在校学生，还包括未上小学，但识字1500个以上，能阅读通俗书报，能写便条，达到扫盲标准者。

（3）初中：初中毕业、肄业及在校学生，技工学校相当于初中者填初中。

（4）高中：普通高中毕业、肄业及在校学生。

（5）中专：职业高中毕业、肄业及在校学生，技工学校相当于高中者填中专。

（6）大专及以上：专科学生或相当于专科的电视大学、厂办大学等学校毕业或肄业及在校学生，大学本科、硕士、博士研究生、肄业及在校学生。

12. 职业：

（1）工人：指在第二产业（制造业、建筑业等）中从事体力、半体力劳动的生产工人及相关人员。

（2）离退休人员：指已经离休和退休的干部、职工和依靠领取退休金生活的人员。

（3）专业技术人员：指专门从事各种专业性工作和科学技

术工作的人员。

（4）行政管理人员：指在党政机关、企事业单位具有行政管理职权的领导干部，一般包括各类机构的中层及以上管理干部。

（5）办事人员：指协助部门负责人处理日常行政事务的专职办公人员，包括科级以下公务员、企事业单位的一般管理人员和非专业性办事人员等。

（6）军人：指现役军人。

（7）企业家：指大中型企业高层管理人员和拥有一定数量的私人资本或固定资产并进行投资以获取利润的私营企业主（一般包括所有雇工在8人以上的私营企业的业主）。

（8）商业服务业员工：指在商业和服务行业中从事非专业性的、非体力的或体力劳动的人员。

（9）学生：指在读的大、中、小学学生。

（10）其他：指未归入上述职业类别者。

13. 婚姻：

（1）已婚：指已结婚者，包括曾离婚或丧偶现已再婚的人。

（2）未婚：指建档之前从未结过婚的人。

（3）离婚：指建档时已与配偶解除婚姻关系，且未再婚的人。

（4）丧偶：指配偶去世未再婚的人。

（5）分居：虽未与配偶解除婚姻关系，但已分居且无夫妻生活者。

14. 医疗费用支付方式：填写内容包括“全公费/部分公费/城镇职工医疗保险/城镇居民医疗保险/商业医疗保险/新型农村合作医疗/贫困救助/全自费/其他”等，可以多选。

15. 药物过敏史：药物过敏主要指青霉素、磺胺类药物或者链霉素过敏，如有其他药物过敏，请在其他栏中写明名称。项目可以多选。

16. 暴露史：指化学品、毒物或射线接触史，如有，需填写具体化学品、毒物、射线名或填不详。

17. 既往史：包括疾病史、手术史、外伤史和输血史。

（1）疾病史：填写现在和过去曾经患过的某种疾病，包括建档时还未治愈的慢性疾患或某些反复发作的疾病，疾病名称按照“《社区居民健康档案》附件二社区常见疾病编码”统一编码，并写明患病的确诊时间。对于经医疗单位明确诊断的疾病都应以一级及以上级别医院的正式诊断为依据，有病史卡的以卡上的疾病名称为准，没有病史卡的应有证据证明是经过医院明确诊断的。疾病史可以多选。

（2）手术史：填写曾经接受过的手术治疗，如有，应填写具体手术名称和手术时间。

（3）外伤史：填写曾经发生的后果比较严重的外伤经历，包括扭伤、挫伤、撞击伤等。如有，应填写具体外伤名称和发生时间。

（4）输血史：填写曾经接受过的输血，如有，应填写具体输血原因和发生时间。

18. 家族史：指直系亲属（兄弟姐妹、父母、祖/外祖父母）中是否患过所列出的具有遗传性或遗传倾向的疾病或症状。有则选择具体病名，没有列出的请在其他一栏中写明。并将不同辈分所患疾病填写在相应辈分的后面。家族史可以多选。

19. 遗传病史：如有，请写明疾病名称。

20. 有无残疾：项目可以多选，并在“□”内填写残疾类型编号对应的数字。如有民政部门核发的残疾证，请填写残疾证编号。

表 2 高血压患者年检表

姓名：　　　　　　　　　　　　　　　　　编号□□-□□□□□

表 2.1 健康检查表

年检日期			责任医生		
内容	检查项目				
症状	1 头痛 2 头晕 3 心悸 4 胸闷 5 胸痛 6 慢性咳嗽 7 咳痰 8 呼吸困难 9 多饮 10 多尿 11 体重下降 12 乏力 13 关节肿痛 14 视物模糊 15 手脚麻木 16 消瘦 17 尿痛 18 便秘 19 腹泻 20 恶心呕吐 21 眼花 22 耳鸣 23 其他＿＿＿ □/□/□/□/□/□/□				
一般状况	体温	℃	脉搏		次/分
	呼吸	次/分	血压	左侧 / mmHg	
				右侧 / mmHg	
	身高	cm	体重	kg	
	腰围	cm	BMI	kg/m²	
	老年人认知功能	1 粗筛阴性　2 粗筛阳性 3 简易智力状态检查量表，总分＿＿＿ □/□			
	老年人情感状态	1 粗筛阴性　2 粗筛阳性 3 老年人抑郁评分检查，总分＿＿＿ □/□			
	生活质量	SF36 评分＿＿＿			
脏器功能	视力	左眼＿＿＿　右眼＿＿＿ （矫正视力：左眼＿＿＿右眼＿＿＿）			
	听力	1 听见　2 听不清或无法听见（耳鼻喉科专科就诊） □			
	运动功能	1 可顺利完成 2 无法独立完成其中任何一个动作(上级医院就诊) □			
查体	皮肤、巩膜	1 正常 2 黄染 3 苍白 □			
	淋巴结	1 未触及　2 锁骨上　3 腋窝　4 其他＿＿＿ □			
	肺	桶状胸：1 否　2 是 □ 呼吸音：1 正常　2 异常＿＿＿ □ 啰　音：1 干啰音　2 湿啰音＿＿＿ □			
	心脏	心率＿＿＿次/分　心律：1 齐　2 不齐　3 绝对不齐 □ 杂音：1 无　2 有＿＿＿ □			
	腹部	压痛：1 无　2 有＿＿＿ □ 包块：1 无　2 有＿＿＿ □ 肝大：1 无　2 有＿＿＿ □ 脾大：1 无　2 有＿＿＿ □ 移动性浊音：1 无　2 有＿＿＿ □			
	下肢水肿	1 无　2 单侧　3 双侧不对称　4 双侧对称 □			
	肛门指诊	1 正常　2 触痛　3 包块　4 其他＿＿＿ □ 前列腺：1 正常　2 异常＿＿＿ □			
	其他				

续表

一般人群检查辅助检查	血常规	Hb ________g/L WBC ________/L PLT ________/L 其他______	
	尿常规	尿蛋白____ 尿糖____ 尿酮体____ 尿潜血____ 其他______	
	大便潜血	1 阴性 2 阳性（见大肠癌筛查）	□
	肝功能	ALT______U/L, AST______U/L, ALB______g/L, TBIL______μmol/L, DBIL______μmol/L	
	肾功能	Scr______μmol/L, BUN______mmol/L	
	血 脂 mmol/L	CHO______, TG______, LDL-C______, HDL-C______	
	空腹血糖	______mmol/L	HBsAg	1 阴性 2 阳性	□
	眼 底	1 正常 2 异常______	□
	心电图	1 正常 2 异常______	□
	胸 片	1 正常 2 异常______	□
	其 他		

特殊人群检查	糖尿病	足背动脉搏动	1 有 2 无	□
		糖化血红蛋白	______%	空腹血糖	______mmol/L	
	高血压	血 生 化	K^+______ Na^+______	
	COPD 症状	咳 嗽	0 分：无咳嗽 1 分：轻度（间断咳嗽，不影响正常工作和生活） 2 分：中度（介于轻度与重度之间） 3 分：重度（昼夜频繁咳嗽或连续咳嗽，影响工作和睡眠）	□
		咯 痰	0 分：无痰 1 分：少（昼夜咳痰量 < 10ml） 2 分：中（昼夜咳痰量 10 ~ 50ml） 3 分：多（昼夜咳痰量 > 50ml）	□
		呼吸困难	0 分：剧烈运动（如跑步）时感气短 1 分：快步走或上楼时感气短 2 分：平地正常速度行走 100 米感气短 3 分：日常活动（如穿衣、起床）感气短 4 分：静息状态下感气短	□
	COPD 查体	口唇紫绀	1 无 2 有	□
		颈 静 脉	1 正常 2 怒张	□
		哮 鸣 音	0 分：无哮鸣音 1 分：少（偶闻或仅在咳嗽、深呼吸时可闻少量哮鸣音） 2 分：中（双肺可闻散在哮鸣音） 3 分：多（双肺满布哮鸣音）	□
	COPD 其他	6 分钟步行距离	______米（稳定期患者）	
		血氧饱和度*	SaO_2 ______%	
		肺功能*	FEV1/FVC ______%，FEV1 ______%	
		COPD 患者生活质量	SGRQ 评分______	

注：同《社区居民健康档案》表 3. 1. 1

姓名：　　　　　　　　　　　　　　　　编号□□-□□□□□

表 2.2　生活方式及疾病用药情况表

年检日期			责任医生	
内容	检查项目			
生活行为习惯	体育锻炼	锻炼频率	1 每天　2 每周一次以上　3 偶尔　4 不锻炼	□
		每次锻炼时间	分钟　坚持锻炼时间　　年	
		锻炼方式		
	饮食习惯	1 荤素均衡 2 荤食为主 3 素食为主 4 嗜盐 5 嗜油 6 嗜糖		□/□/□/□
	吸烟史	是否吸烟	1 从不吸烟　2 过去吸，已戒烟　3 吸烟	□
		开始吸烟时间	______岁　戒烟时间　______岁	
		吸烟量	平均每天吸烟 ____ 支	
	饮酒史	饮酒频率	1 从不　2 偶尔　3 经常　4 每天	□
		是否戒酒	1 未戒酒　2 已戒酒，戒酒时间 ____ 岁	□
		开始饮酒时间	______岁　是否醉酒　1 否　2 是	□
		饮酒量	平均每次饮酒 ____ 两	
		主要饮酒品种	1 白酒　2 啤酒　3 红酒　4 黄酒	□/□
	生活方式	心理状况	1 紧张　2 抑郁　3 焦虑　4 其他______	□/□/□
		遵医行为	1 良好　2 一般　3 差	□
		职业暴露史	1 无 2 有（具体职业______，从业时间____年）	□
			接触毒物种类：1 化学品______ 2 毒物______ 3 射线______	□
			有无防护措施：1 无　2 有______	□
		居住环境	家中煤火取暖：1 否　2 是 已有____年	□
			家庭成员吸烟：1 否　2 是	□
			长期居住地：1 城市　2 农村	□

续表

内容	检查项目		
现存健康问题	脑血管疾病	1 缺血性卒中　2 脑出血　3 蛛网膜下腔出血 4 短暂性脑缺血发作　5 其他________	□/□/□/□/□
	肾脏疾病	1 糖尿病肾病　2 肾衰竭　3 急性肾炎 4 慢性肾炎　5 其他________	□/□/□/□/□
	心脏疾病	1 心肌梗死　2 心绞痛　3 冠状动脉血运重建 4 充血性心力衰竭　5 心前区疼痛　6 其他________	□/□/□/□/□
	血管疾病	1 夹层动脉瘤　2 动脉闭塞性疾病　3 其他________	□/□/□
	眼部疾病	1 视网膜出血或渗出　2 视乳头水肿　3 白内障　4 其他____	□/□/□
	神经系统	1 无　2 有 ________________	□
	其他疾病	1 ________　2 ________　3 ________	

内容	项目	入/出院时间	原 因*	医疗机构名称	病案号
住院治疗情况	住院史	/			
		/			
		/			
		/			
		建/撤床时间	原 因*	医疗机构名称	病案号
	家庭病床史	/			
		/			
		/			
		/			

内容	项目	用法	
用药情况	服药依从性：1 规律服药　2 间断服药　3 不服药		□
	药物 1	用法　每次（剂量）	每天____次
	药物 2	用法　每次（剂量）	每天____次
	药物 3	用法　每次（剂量）	每天____次
	药物 4	用法　每次（剂量）	每天____次
	药物 5：胰岛素	用法	
吸氧	平均每日________小时		

内容	项目		
非免疫规划预防接种史	流感疫苗	1 未接种　2 一次　3 二次	□
	肺炎球菌疫苗	1 从未接种　2 近五年内接种　3 五年前接种	□
	其他疫苗名称 1		
	其他疫苗名称 2		

* 如因慢性病急性发作或加重而住院/家庭病床，请特别说明

注：同《社区居民健康档案》表 3.1.2

姓名：　　　　　　　　　　　　　　　　编号□□-□□□□□

表 2.3　健康评价表

年检日期		**责任医生**	
内容	**检 查 项 目**		
健康评价	**居民自我评判健康状况**	______ 分（0～10分，0为最差，10为最好）	
	既往慢性疾病控制情况	1无　2良好　3一般　4差　□	
	医生评判健康状况		**处理**（观察　随访　转诊）
	生理状态	1年检无异常　□ 2有异常 异常1 ______ 异常2 ______ 异常3 ______ 异常4 ______	
	心理状态	1良好　□ 2可疑抑郁 3抑郁	
			健康教育处方
	危险因素	□/□/□/□ 1无 2吸烟 3饮酒 4肥胖 5其他______	定期随访：□ 1无需　2每两年　3每年　4每3个月 危险因素控制：□/□/□/□/□/□/□ 1戒烟　2健康饮酒　3饮食　4锻炼 5减体重（目标 ______） 6流感疫苗接种　7肺炎疫苗接种 8其他 ______
	生活质量	评分 ______	

注：同《社区居民健康档案》表3.1.3

姓名：　　　　　　　　　　　　　　　　编号□□-□□□□□□

表 2.4　现有疾病管理效果及下次年检目标表

年检日期		责任医生	
内　容	**检　查　项　目**		
现有疾病管理效果	高血压 □	1 控制满意 2 控制不满意 3 药物不良反应 4 并存临床症状	
	糖尿病 □	1 控制满意 2 控制不满意 3 药物不良反应 4 并存临床症状	
	COPD □	1 控制满意 2 控制不满意 3 药物不良反应 4 并存临床症状	
	脑卒中 □	1 控制满意 2 控制不满意 3 药物不良反应 4 并存临床症状	
	不良生活方式改善情况	运动____ 吸烟____ 饮酒____ 摄盐____ 饮食____ 心理状态____	
	其　他		
下次年检目标	高血压	血压：　/　mmHg	
	糖尿病	空腹血糖：　mmol/L (或) 餐后血糖：　mmol/L	
	不良生活方式改善目　标	运动____ 吸烟____ 饮酒____ 摄盐____ 饮食____ 心理状态____	
	其　他		
下次年检日期		**医生签名**	

注：同《社区居民健康档案》表 3.1.4

填表说明

本表共分为 4 个分表，年检项目内容应参照表格内容进行，检查结果应如实填写，未进行的检查项目不填写。检查出现异常结果，应在相应项目后填写相关说明。需特别说明的项目：

表 2.1　健康检查表

1. 症状：项目可以多选，在方框内填写相应症状编号的数字，如有其他症状，请在“其他”一栏中具体描述。

2. 一般状况：填写体温、脉搏、呼吸、血压、身高、体重、腰围的测量数值，计算体质指数（BMI）的数值。

老年人认知功能粗筛方法：告诉被检查者“我将要说三件物品的名称，如铅笔、卡车、书，请您立刻重复，过 1 分钟后再次重复。”如患者无法立即重复或 1 分钟后无法完整回忆三件物品名称为粗筛阳性，需进一步行简易智力状态检查（详见《社区中老年人健康管理》附件）。

老年人情感状态粗筛方法：询问被检查者“你经常感到伤心或抑郁吗?”或“你的情绪怎么样?”如回答“是”或“我想不是十分好”，为粗筛阳性，需进一步行抑郁量表检查（详见《社区中老年人健康管理》附件）。

生活质量：SF36 评分详见《社区中老年人健康管理》附件及相应软件。

3. 脏器功能：

视力填写具体数值。

听力检查：在被检查者耳旁轻声耳语“你叫什么名字?”，注意检查者的脸应在被检查者视线之外。判断被检查者听力状况。

运动功能检查：请被检查者完成以下动作：“两手触枕后部”，“捡起这支笔”，“从椅子上站起，行走几步，转身，坐下”，判断被检查者的运动功能。

4. 查体：在相应描述后的方框内填写对应被选项序号的数字。如有异常请在横线上具体说明，如淋巴结部位、个数，心脏杂音描述，肝脾肋下触诊大小，前列腺触诊大小等。

5. 一般人群检查：检查（包括在本社区卫生服务机构外做的）结果在相应栏内填写。

尿常规中的“尿蛋白、尿糖、尿酮体、尿潜血”阴性填“−”，阳性填“＋”。如果血常规、尿常规中的其他结果阳性，请填入其他一栏中。

心电图填写诊断结果。

表中列出的检查项目以外的实验室检查结果填写在“其他”一栏。

6. 特殊人群检查：

COPD 患者生活质量的 SGRQ 评分具体见《社区 COPD 病例管理》规范及相应软件。

表 2.2　生活方式及疾病用药情况

1. 体育锻炼：指主动锻炼，即有意识地为强体健身而进行的活动。不包括因工作或其他需要而必须进行的活动，如为上班骑自行车、做强体力工作等。

2. 饮食习惯：项目可以多选，在方框内填写相应选项编号的数字。

3. 吸烟史：从不吸烟者不必填写“开始吸烟时间”、“戒烟时间”及“吸烟量”等。

4. 饮酒史：调查时不饮酒者不必填写其他有关饮酒史项目。饮酒量应折合相当于白酒“××两”。白酒1两折合葡萄酒4两，黄酒半斤，啤酒1瓶，果酒4两。

5. 生活方式：

心理状况：可以多选。填写患者目前的心理状态选择紧张、抑郁、焦虑、良好，如果有需要说明的情况，具体填写。

遵医行为：是指患者是否遵照医生的指导去改善生活方式。在良好、一般、差中选择适合患者目前情况的一项。其含义为良好＝完全按照医生建议，一般＝部分按照医生建议，差＝拒绝接受医生建议。

职业暴露史：指患者职业原因造成的化学品、毒物或射线接触史。如有，需填写具体化学品、毒物、射线名或填不详。

居住环境：在相应描述后的方框内填写对应被选项序号的数字。

6. 现存健康问题：在相应描述后的方框内填写对应被选项序号的数字，可以多选。

7. 住院治疗情况：应逐项填写。时间填写年月，年必须写四位。如因慢性病急性发作或加重而住院/家庭病床，请特别说明。医疗机构名称应写全称。

8. 用药情况：指目前服用药物，尽量填写化学名（通用名）而非商品名，用法按医生医嘱填写。若非口服药物，在药名后注明用法（如，吸入或肌注等）。

9. 非免疫规划预防接种史：在相应描述后的方框内填写对应被选项序号的数字。其他疫苗名称填写应完整准确。

表 2.3　健康评价表

1. 居民自我评判健康状况，让被检查者自我评判自己的健康状况并打分，0 分为最差，10 分为最好。

2. 生活质量：填写生活质量问卷评分结果。

表 2.4　现有疾病管理效果及下次年检目标

1. 现有疾病管理效果：

（1）现有疾病控制情况：参照相应适宜技术管理规范做出判断。如血压控制情况应根据不同情况做出选择：目前血压控制是否满意，是否存在药物不良反应以及在这一年中是否出现新的并发症或并发症出现异常。

（2）不良生活方式改善情况是指患者在健康管理指导下目

前不良生活方式的类型和状态。根据患者自身情况在各项生活方式后面的横线上填写，如“吸烟　从 20 支/天下降到 15 支/天”或“吸烟　认识到吸烟有害健康，准备戒烟”等。

2. 下次年检目标：不良生活方式改善目标是指针对患者目前不良生活方式的改善目标。与患者一起制定下一年度生活方式改善目标，并在每次随访中记录生活方式的现状，与年度目标比较，以提醒督促患者改变不良生活方式，如“吸烟　减为 10 支/天”。

姓名：　　　　　　　　　　　　　　　　　　编号□□-□□□□□

表 3　高血压患者随访表

随访日期		____年___月___日	____年___月___日	____年___月___日
随访方式		1门诊 2家庭 3电话 □	1门诊 2家庭 3电话 □	1门诊 2家庭 3电话 □
症 状： 0.没有症状 1.头痛头晕 2.恶心呕吐 3.眼花耳鸣 4.呼吸困难 5.心悸胸闷 6.鼻衄出血不止 7.四肢发麻 8.下肢水肿		□□□□□□□□□ 其他：	□□□□□□□□□ 其他：	□□□□□□□□□ 其他：
体征	血压 mmHg	/ mmHg	/ mmHg	/ mmHg
	体重 kg	/	/	/
	BMI	/	/	/
	其 他			
生活方式指导	吸 烟	/ 支/天	/ 支/天	/ 支/天
	饮 酒	/ 两/天	/ 两/天	/ 两/天
	运 动	次/周 分钟/次 次/周 分钟/次	次/周 分钟/次 次/周 分钟/次	次/周 分钟/次 次/周 分钟/次
	饮 食	1合理 2基本合理 3不合理 □	1合理 2基本合理 3不合理 □	1合理 2基本合理 3不合理 □
	心理调整	/	/	/
	遵医行为	1良好 2一般 3差 □	1良好 2一般 3差 □	1良好 2一般 3差 □
实验室检查				
用药情况	服药依从性	1规律 2间断 3不服药 □	1规律 2间断 3不服药 □	1规律 2间断 3不服药 □
	药物名称 1			
	用法	每日 次 | 每次（剂量）	每日 次 | 每次（剂量）	每日 次 | 每次（剂量）
	药物名称 2			
	用法	每日 次 | 每次（剂量）	每日 次 | 每次（剂量）	每日 次 | 每次（剂量）
	药物名称 3			
	用法	每日 次 | 每次（剂量）	每日 次 | 每次（剂量）	每日 次 | 每次（剂量）
	其他药物			
	用法	每日 次 | 每次（剂量）	每日 次 | 每次（剂量）	每日 次 | 每次（剂量）
	药物不良反应	1无 2有________ □	1无 2有________ □	1无 2有________ □
转诊	科 别			
	原 因			
此次随访分类		1控制满意 2控制不满意 3不良反应 4并发症 □	1控制满意 2控制不满意 3不良反应 4并发症 □	1控制满意 2控制不满意 3不良反应 4并发症 □
下次随访时间				
随访医生签名				

注：同《社区居民健康档案》表 4.3

填表说明

1. 随访方式：根据此次随访方式填写。

2. 症状：根据相应症状的编号在空格中填写。如果没有任何症状，填写“0”，如有其他症状，请填在“其他”一栏。

3. 体征：填写血压、体重的数值，计算体质指数（BMI＝体重/身高^2）的数值，如有其他阳性体征，请填写在“其他”一栏。

4. 实验室检查：记录患者在上次随访到这次随访之间到任何医疗机构进行的实验室检查结果。

5. 生活方式指导：

吸烟　斜线前填写目前吸烟量，不吸烟填“0”，吸烟者写出每天的吸烟量“××支/天”；斜线后填写吸烟者下次随访目标吸烟量“××支/天”。

饮酒　斜线前填写目前饮酒量，不饮酒填“0”，饮酒者写出每天的饮酒量相当于白酒“××两/天”；斜线后填写饮酒者下次随访目标饮酒量相当于白酒“××两/天”。

白酒 1 两相当于葡萄酒 4 两，黄酒半斤，啤酒一瓶，果酒 4 两。

饮食　“合理”指热量摄入合适，各种营养素搭配合理；“不合理”指热量和各种营养素都不合理；“基本合理”介于二者之间。斜线前填写目前情况，斜线后填写下次随访目标。

运动　填写每周几次，每次多少分钟。即“*次/周，*分钟/次”。横线上填写目前情况，横线下填写下次随访时应达到的目标。

6. 用药：

服药依从性　分为“规律、间断、不服药”，从中选出一个划上“√”。“规律”是指随访期间完全按照医嘱服药，“不服药”是指随访期间未服用医嘱用药，“间断”介于二者之间。

药物名称　填写目前正在服用的降压药物名称，用法填写医生的医嘱用法。

药物不良反应　如果患者服用上述药物有明显的药物不良反应，要写明是哪种药物，何种不良反应。

7. 转诊：如果转诊要写明转诊的医院或科室类别，如××市人民医院心内科，并在原因一栏写明转诊原因。

8. 此次就诊分类：根据此次随访时的分类结果，由社区医生在 4 种分类结果中选择一项划上“√”。“满意”意为“血压控制满意，无其他异常”；“不满意”意为“血压控制不满意，无其他异常”；不良反应意为“存在药物不良反应”；并发症意为“出现新的并发症或并发症出现异常”。同时结合上次随访情况，决定患者下次随访时间，并告知患者。

9. 下一次随访时间：写明具体时间，并告知患者，最后由此次随访医生签名。

附件三　常用单位换算

常用化验数据惯用单位和国际单位间的换算系数

检测项目	惯用单位	国际单位	惯用单位向国际单位转换系数	国际单位向惯用单位转换系数
血糖（BG）	mg/dl	mmol/L	0.0555	18.02
血压（BP）	mmHg	kPa	7.5	0.133
胆固醇（TC）	mg/dl	mmol/L	0.0259	38.61
甘油三酯（TG）	mg/dl	mmol/L	0.0113	88.5
肌酐（CR）	mg/dl	μmol/L	0.0113	88.40
尿酸（UA）	mg/dl	μmol/L	0.0131	59.49

参考文献

[1] 中国高血压防治指南起草委员会．中国高血压防治指南（修订版）．中华人民共和国卫生部、高血压联盟制定，2005

[2] 中华医学会心血管病学会、北京高血压防治协会，等．高血压防治基层实用规范，2005

[3] 陶寿淇、武阳丰．医疗卫生人员心血管病防治知识．中国友谊出版公司，2000

[4] Canadian hypertension guidelines. JAMC，1999，161（12）：s2 - s22

[5] The management of hypertension in Canada：a review of current guidelines，their shortcomings and implications for the future. CMAJ，2001，164（4）：517 - 521

[6] British Hypertension Society guidelines for hypertension management 1999：summary. BMJ，1999，319：630 - 5

[7] National Heart，Lung，and Blood Institute Releases New Guidelines for the Treatment of Hypertension. American Family Physician，1998，57（2）：362 - 366